· 执业医师资格考试通关系列 ·

中西医结合执业医师资格考试实践技能通关要卷

吴春虎　主　编

阿虎医考研究组　组织编写

请沿书脊撕开使用
具体见使用说明

全国百佳图书出版单位
中国中医药出版社
· 北 京 ·

图书在版编目（CIP）数据

中西医结合执业医师资格考试实践技能通关要卷/吴春虎主编.—北京：中国中医药出版社，2023.11

（执业医师资格考试通关系列）

ISBN 978-7-5132-8374-8

Ⅰ.①中… Ⅱ.①吴… Ⅲ.①中西医结合–资格考试–习题集 Ⅳ.①R2-031

中国国家版本馆 CIP 数据核字（2023）第 179157 号

中国中医药出版社出版

北京经济技术开发区科创十三街 31 号院二区 8 号楼

邮政编码　100176

传真　010-64405721

河北省武强县画业有限责任公司印刷

各地新华书店经销

开本 787×1092　1/32　印张 9.75　字数 195 千字

2023 年 11 月第 1 版　2023 年 11 月第 1 次印刷

书号　ISBN 978-7-5132-8374-8

定价　68.00 元

网址　www.cptcm.com

服务热线　010-64405510

购书热线　010-89535836

维权打假　010-64405753

微信服务号　zgzyycbs

微商城网址　https://kdt.im/LIdUGr

官方微博　http://e.weibo.com/cptcm

天猫旗舰店网址　https://zgzyycbs.tmall.com

如有印装质量问题请与本社出版部联系(010-64405510)

使用说明

　　中西医结合执业医师资格考试实践技能考试现场为题卡随机抽题，本书为真实再现考试实景，设计为题卡形式。考生复习时，可根据考试的抽题方式自行随机抽取三站试题，组成一份完整试卷。每张题卡正面为考题，背面为参考答案和评分标准，考生可据此判分，对自我水平进行实测备战。抽题方式如下：

　　◆**第一站**　考试内容为病案（例）分析，考试方法为纸笔作答，在 50 分钟内完成 2 题，其中 1 题从中西医结合内科学中选择，另 1 题从中西医结合外科学、中西医结合妇产科学或中西医结合儿科学中选择。本书中病案（例）摘要 1~20 题为中西医结合内科学的试题，21~40 题为中西医结合外科学、中西医结合妇产科学或中西医结合儿科学的试题。

　　◆**第二站**　考试内容为中医临证，考试方法为实际操作、现场口述，在 20 分钟内完成 4 题。其中第一部分为中医操作，有两种类型的试题。第一种为中医望、闻、脉诊技术的操作，考 1 题；第二种为针灸常用腧穴定位、中医临床技术操作，两者结合考查，考 1 题。第二部分为病史采集，考 1 题。第三部分为中医临床答辩，有四种类型的试题，考试时从四种试题中抽选一种，考 1 题。

◆**第三站** 考试内容为西医临床，考试方法为实际操作、现场口述，在 20 分钟内完成 3 题。其中第一部分为体格检查，考 1 题。第二部分为西医操作，考 1 题。第三部分为西医临床答辩（含辅助检查结果判读分析，包括心电图、X 线、CT、实验室检查），本部分共有五种类型的试题，考试时从五种试题中抽选 1 种，考 1 题。

本书所收考题皆为近几年真卷中归纳出的高频考点，考生记熟即可掌握大部分重要考点，事半功倍，顺利通过考试。

目　　录

第一站　病案(例)分析

　　本站所占分值为技能考试中最高的部分，共2道试题，每题20分，共40分。考试涉及的知识点主要是中西医结合内科学、中西医结合外科学、中西医结合妇产科学及中西医结合儿科学的内容。要求考生在50分钟内完成，包含中西医结合内科学1题，中西医结合外科学或中西医结合妇产科学或中西医结合儿科学1题。

第一站　病案(例)分析

　　本站所占分值为技能考试中最高的部分，共2道试题，每题20分，共40分。考试涉及的知识点主要是中西医结合内科学、中西医结合外科学、中西医结合妇产科学及中西医结合儿科学的内容。要求考生在50分钟内完成，包含中西医结合内科学1题，中西医结合外科学或中西医结合妇产科学或中西医结合儿科学1题。

病案(例)摘要 1：

陈某，男，73 岁，已婚，退休。2019 年 1 月 20 日初诊。

患者 20 年来常出现咳嗽咳痰症状，每年发作 1~2 次，多在冬春季节。近 5 年来咳嗽逐渐加重。住院多需要静脉应用"抗生素""平喘止咳药"才能控制。2 周前因咳喘、心悸胸闷、四肢轻度浮肿症状加重住院治疗，今出院来门诊调治。症见喘咳无力，气短难续，痰吐不爽，心悸，胸闷，口干，面色晦暗，唇甲发绀，神疲乏力。有 40 年吸烟史，平均每日 20 支。

查体：T 36.8℃，P 92 次/分，R 22 次/分，BP 120/80mmHg。慢性病面容，神清，桶状胸，双肺叩诊呈过清音，双肺呼吸音减弱，未闻及湿啰音，心音遥远，心率 92 次/分，肺动脉瓣区第二心音亢进，口唇轻度发绀。舌淡暗，脉细涩无力。

辅助检查：血常规示白细胞 8.2×10^9/L，中性粒细胞 64%。胸部 X 线片示两肺纹理紊乱，两肺野透亮度增高，心影向右扩大。心电图示肺型 P 波。超声心动图示右心室增大，右心房增大。

要求：根据上述摘要，在答题卡上完成书面分析。

【参考答案】

中医疾病诊断（2分）：喘证。

中医证候诊断（2分）：气虚血瘀证。

西医诊断（2分）：慢性肺源性心脏病。

西医诊断依据（4分）：①患者有吸烟史40年。②咳喘、咳痰、心悸、胸闷，四肢轻度浮肿。③桶状胸，双肺叩诊呈过清音，双肺呼吸音减弱，肺动脉瓣区第二心音亢进。④血常规检查无异常。胸部X线示两肺纹理紊乱，两肺野透亮度增高，心影向右扩大。心电图示肺型P波。超声心动图示右心室、右心房增大。

中医治法（2分）：益气活血，止咳化痰。

方剂（2分）：生脉散合血府逐瘀汤加减。

药物组成、剂量及煎服法（2分）：人参9g，麦冬9g，五味子6g，桃仁12g，红花9g，当归9g，生地黄9g，川芎4.5g，赤芍6g，牛膝9g，桔梗4.5g，柴胡3g，枳壳6g，甘草6g。三剂，水煎服。日一剂，早晚分服。

西医治疗原则及方法（4分）：①呼吸锻炼；②增强机体抵抗力，预防呼吸道感染；③家庭氧疗。④积极治疗和改善基础支气管、肺疾病，延缓基础疾病进展。⑤去除急性加重的诱因。

病案(例)摘要 2:

王某,女,73 岁,已婚,退休教师。2017 年 12 月 28 日初诊。

患者既往有冠心病史 10 余年,近 5 日于活动后感到心悸,伴胸闷、胸痛、呼吸困难。现症:心悸,胸闷气塞,心痛时作。

查体:BP 120/75mmHg,P 50 次/分,心音低钝,律齐,各瓣膜听诊区未闻及病理性杂音。舌质暗,脉结代。

辅助检查:心电图示心肌缺血,三度房室传导阻滞,交界性逸搏节律。

要求:根据上述摘要,在答题卡上完成书面分析。

【参考答案】

中医疾病诊断（2分）：心悸。

中医证候诊断（2分）：心脉瘀阻证。

西医诊断（2分）：缓慢性心律失常（三度房室传导阻滞）。

西医诊断依据（4分）：①患者有冠心病史10余年。②活动后心悸，伴胸闷、胸痛、呼吸困难5日。③心率减慢，心音低钝，律齐，各瓣膜听诊区未闻及病理性杂音。④心电图示心肌缺血，三度房室传导阻滞，交界性逸搏节律。

中医治法（2分）：活血化瘀，理气通络。

方剂（2分）：血府逐瘀汤加减。

药物组成、剂量及煎服法（2分）：桃仁12g，红花9g，当归9g，生地黄9g，川芎4.5g，赤芍6g，牛膝9g，桔梗4.5g，柴胡3g，枳壳6g，甘草6g。三剂，水煎服。日一剂，早晚分服。

西医治疗原则及方法（4分）：①药物治疗：阿托品0.5~1mg静脉注射，异丙肾上腺素1~4μg/min静脉点滴，将心室率控制在50~70次/分。②为保证适当的心室率，可植入起搏器。

病案（例）摘要 3：

魏某，男，67 岁，退休工人。2019 年 3 月 10 日初诊。

患者 5 年前上呼吸道感染后，出现眼睑及颜面浮肿，经休息后症状好转。但每遇劳累或外感后症状复现，每次尿常规检查均可见镜下血尿和尿蛋白，近半个月加重。现症：恶心，呕吐，小便量少，下肢浮肿，面色晦暗，口唇紫暗，腰痛固定，双上肢麻木。

查体：T 36.3℃，P 84 次/分，R 20 次/分，BP 160/95mmHg。神志清，双下肢水肿，按之凹陷不易恢复。舌紫暗有瘀点，脉细涩。

辅助检查：尿常规示尿蛋白（＋＋），红细胞 25～30/HP，透明管型 3～5/HP；血常规示红细胞 3.5×10^{12}/L，血红蛋白 92g/L；肾功能示血肌酐 540μmol/L，尿素氮 20.9mmol/L。二氧化碳结合力 19mmol/L，钙 1.62mmol/L，磷 3.67mmol/L。双肾彩超示双肾萎缩，髓质界限不清，回声增强。

要求：根据上述摘要，在答题卡上完成书面分析。

【参考答案】

中医疾病诊断（2分）：关格。

中医证候诊断（2分）：血瘀证。

西医诊断（2分）：慢性肾衰竭。

西医诊断依据（4分）：①患者有浮肿病史。浮肿每遇劳累或外感后复现。②高血压。双下肢水肿。③尿常规示蛋白尿、血尿、管型尿。血常规示贫血。肾功能示血肌酐、尿素氮上升。二氧化碳结合力下降。高磷、低钙。双肾彩超示双肾萎缩，髓质界限不清，回声增强。

中医治法（2分）：活血化瘀。

方剂（2分）：桃红四物汤加减。

药物组成、剂量及煎服法（2分）：桃仁9g，红花6g，当归9g，川芎6g，白芍9g，熟地黄15g。三剂，水煎服。日一剂，早晚分服。

西医治疗原则及方法（4分）：①营养治疗：限制蛋白、低磷、低盐饮食；必需氨基酸或α-酮酸治疗。②药物治疗：纠正酸中毒（碳酸氢钠）和水、电解质紊乱（NaCl每天2~3g）；高血压的治疗（ACEI、ARB等）；贫血的治疗（补铁，必要时用人类重组红细胞生成素等）；治疗低钙血症（骨化三醇）、高磷血症（限磷，口服磷结合剂）；防治感染（抗生素）。

病案(例)摘要4:

周某,女,27岁,职员。2016年1月12日初诊。

患者平素身体虚弱,近1年来常感疲乏无力。近日因公司加班劳累,自觉乏力、头晕,遂来就诊。现症:乏力,面色苍白,唇甲色淡,头晕,活动后心悸、气短、牙龈渗血。

查体:T 36.2℃,P 100次/分,R 18次/分,BP 110/70mmHg。面色苍白,唇淡,肝脾未及。舌淡,苔薄白,脉细弱。

辅助检查:血常规示白细胞2.75×10^9/L,中性粒细胞34%,血红蛋白67g/L,红细胞2.07×10^{12}/L,血小板34×10^9/L,平均红细胞体积(MCV)83fL,网织红细胞计数0.4%。骨髓活检示骨髓增生重度减低。

要求:根据上述摘要,在答题卡上完成书面分析。

【参考答案】

中医疾病诊断（2分）：虚劳。

中医证候诊断（2分）：气血两虚证。

西医诊断（2分）：再生障碍性贫血。

西医诊断依据（4分）：①乏力，头晕，心悸，气短，牙龈渗血。②面色苍白，唇淡，肝脾未及。③血常规检查示全血细胞减少。骨髓活检示骨髓增生重度减低。

中医治法（2分）：补益气血。

方剂（2分）：八珍汤加减。

药物组成、剂量及煎服法（2分）：人参10g，白术10g，白茯苓10g，当归10g，川芎10g，白芍10g，熟地黄10g，炙甘草5g，生姜3片，大枣3枚。三剂，水煎服。日一剂，早晚分服。

西医治疗原则及方法（4分）：①一般治疗：防止患者与任何对骨髓造血有毒性的物质接触；禁用对骨髓有抑制作用的药物，注意休息，防止交叉感染等。②支持疗法：控制感染、止血。③刺激骨髓造血功能的药物：雄激素（丙酸睾酮、司坦唑）、免疫调节剂（左旋咪唑）、免疫抑制剂（抗胸腺球蛋白和抗淋巴细胞球蛋白、环孢素A等）。④骨髓移植。

病案(例)摘要5：

田某，男，55岁，已婚，工人。2019年11月21日初诊。

患者3个月前无诱因出现心悸，未就诊。今日活动后突然感到心悸，伴胸闷，出冷汗。现症：心悸不安，胸闷不舒，胸中剧痛时作。

查体：T 37.0℃，P 98次/分，R 20次/分，BP 130/86mmHg。心音低钝，闻及早搏4～5次/分，各瓣膜听诊区未闻及病理性杂音。唇甲青紫，舌质紫暗，脉结代。

辅助检查：心电图示提早出现宽大、畸形QRS波形。

要求：根据上述摘要，在答题卡上完成书面分析。

【参考答案】

中医疾病诊断（2分）：心悸。

中医证候诊断（2分）：心脉瘀阻证。

西医诊断（2分）：快速性心律失常（室性期前收缩）。

西医诊断依据（4分）：①患者3个月前无诱因出现心悸。②心悸，胸闷，出冷汗。听诊闻及早搏，各瓣膜听诊区未闻及病理性杂音。③心电图示提早出现宽大、畸形QRS波形。

中医治法（2分）：活血化瘀，理气通络。

方剂（2分）：桃仁红花煎加减。

药物组成、剂量及煎服法（2分）：红花6g，当归6g，桃仁9g，香附6g，延胡索6g，赤芍6g，川芎6g，乳香3g，丹参12g，青皮6g，生地12g。三剂，水煎服。日一剂，早晚分服。

西医治疗原则及方法（4分）：①抗心律失常药物，如美西律、普罗帕酮、β受体阻滞剂。②非药物治疗，外科手术治疗。

病案(例)摘要6：

崔某，男，35岁。2015年5月25日初诊。

患者于2010年2月15日无明显原因出现突然跌倒，意识丧失，牙关紧闭，口吐白沫，喉间痰鸣，四肢抽搐，发作时间持续1~2分钟，唤醒后，嗜睡无力。此后发作次数逐渐增多，每次发作症状与上述相似，来求系统诊治。

查体：T 36.4℃，P 80次/分，R 16次/分，BP 120/80mmHg。反应迟钝，精神不佳。舌苔白腻，脉弦滑。

辅助检查：头颅CT正常，脑电图广泛中度异常。

要求：根据上述摘要，在答题卡上完成书面分析。

【参考答案】

中医疾病诊断（2分）：痫证。

中医证候诊断（2分）：阳痫。

西医诊断（2分）：癫痫。

西医诊断依据（4分）：①突然跌倒，意识丧失，四肢抽搐，发作时间持续 1～2 分钟，唤醒后，嗜睡无力。反复发作。②反应迟钝，精神不佳。③头颅 CT 正常，脑电图广泛中度异常。

中医治法（2分）：急以开窍醒神，继以泻热涤痰息风。

方剂（2分）：黄连解毒汤合定痫丸加减。

药物组成、剂量及煎服法（2分）：黄连9g，黄芩6g，黄柏9g，栀子9g，明天麻3g，川贝母3g，半夏3g，茯苓3g，伏神3g，胆南星15g，石菖蒲15g，全蝎15g，僵蚕15g，琥珀15g，陈皮21g，远志21g，丹参6g，麦冬6g，朱砂15g（水飞），人参9g。七剂，水煎服。日一剂，早晚分服。

西医治疗原则及方法（4分）：①药物控制：首选苯妥英钠、卡马西平，次选丙戊酸钠。②神经外科治疗：手术。

病案(例)摘要7:

王某,女,42岁,已婚,工人。2017年4月23日初诊。

患者3年前无明显诱因出现乏力、全腹胀满,伴双下肢轻度水肿。近年来饭后上腹部饱胀不适,食欲减退。现症:腹大坚满,面目肌肤发黄,恶心欲呕,烦热口苦,渴不欲饮,小便短黄,大便秘结。

查体:T 37.5℃,P 88次/分,R 20次/分,BP 130/80mmHg。慢性病容,颈部见蜘蛛痣。浅表淋巴结未触及肿大,巩膜黄染。腹部明显膨隆,腹壁静脉显露。液波震颤(+)。双下肢水肿(+)。舌红,苔黄腻,脉弦滑数。

辅助检查:血常规示血红蛋白110g/L,红细胞3.5×10^{12}/L,白细胞8.5×10^9/L。血总胆红素48.5μmol/L,直接胆红素23.2μmol/L。白蛋白(A)27g/L,球蛋白(G)36g/L,谷丙转氨酶(ALT)38U/L,谷草转氨酶(AST)58U/L,HBsAg(+)。

要求:根据上述摘要,在答题卡上完成书面分析。

【参考答案】

中医疾病诊断（2分）：鼓胀。

中医证候诊断（2分）：湿热蕴脾证。

西医诊断（2分）：肝硬化。

西医诊断依据（4分）：①患者乏力、全腹胀满，双下肢轻度水肿。②上腹部饱胀不适，食欲减退。③颈部见蜘蛛痣。巩膜黄染。腹部明显膨隆，腹壁静脉显露。液波震颤（＋）。双下肢水肿（＋）。④总胆红素及直接胆红素升高。A/G倒置，AST升高，HBsAg（＋）。

中医治法（2分）：清热利湿，攻下逐水。

方剂（2分）：中满分消丸合茵陈蒿汤加减。

药物组成、剂量及煎服法（2分）：白术3g，人参3g，炙甘草3g，姜黄3g，茯苓6g，干姜6g，砂仁6g（后下），泽泻9g，橘皮9g，知母12g，黄芩36g，黄连15g，半夏15g，枳实15g，姜厚朴30g，茵陈18g，栀子12g，大黄6g。三剂，水煎服。日一剂，早晚分服。

西医治疗原则及方法（4分）：①一般治疗：休息；食用高热量、高蛋白、富含维生素、易消化食物，禁酒，慎用巴比妥类镇静药；少盐或无盐等。②药物治疗：水飞蓟素、维生素类药物，慎用损伤肝脏药物，酌情抗病毒治疗。③腹水的治疗：限制钠、水的摄入；利尿剂（螺内酯、呋塞米联合应用）；提高血浆胶体渗透压；放腹水同时补充白蛋白等。

病案(例)摘要8：

焦某，女，38岁，已婚，工人。2019年3月12日初诊。

患者1周前因连续加班，出现尿急，尿痛，尿频，小腹及腰部疼痛。现症：小便频数，灼热刺痛，色黄赤，小腹拘急胀痛，口苦，大便秘结。

查体：T 38.9℃，P 98次/分，R 18次/分，BP 120/80mmHg。双肾区叩痛（＋）。舌质红，苔薄黄腻，脉滑数。

辅助检查：血常规示白细胞 12×10^9/L，中性粒细胞 75%。尿常规示白细胞 15~30/HP，红细胞 5~10/HP，尿蛋白（＋）。尿培养示菌落计数 $\geq 10^5$/mL。

要求：根据上述摘要，在答题卡上完成书面分析。

【参考答案】

中医疾病诊断（2分）：淋证。

中医证候诊断（2分）：膀胱湿热证。

西医诊断（2分）：尿路感染（急性肾盂肾炎）。

西医诊断依据（4分）：①尿急，尿痛，尿频，小腹及腰部疼痛。②高热，双肾区叩痛（＋）。③血常规示白细胞总数、中性粒细胞增多。尿常规示白细胞尿、血尿、蛋白尿、真性菌尿。

中医治法（2分）：清热利湿通淋。

方剂（2分）：八正散加减。

药物组成、剂量及煎服法（2分）：车前子9g（包煎），瞿麦9g，萹蓄9g，滑石9g（先煎），山栀子仁9g，甘草9g，木通9g，大黄9g。三剂，水煎服。日一剂，早晚分服。

西医治疗原则及方法（4分）：①一般治疗：休息，多饮水，勤排尿。②口服喹诺酮类如氧氟沙星、环丙沙星，半合成青霉素类如阿莫西林，头孢菌素类如头孢呋辛等。

病案(例)摘要9:

辛某,男,60岁,已婚,经理。2015年3月11日初诊。

患者高血压史二十余年,近5年稍劳则感心悸、气急,甚则夜间不能平卧。近日饮食稍减,上述症状突然加重来诊。现症:心悸不宁,胸闷气短,夜间不得平卧,伴阵咳,呼吸急促,咳吐泡沫痰,面肢浮肿,脘痞腹胀,形寒肢冷,小便短少,大便溏泻。

查体:T 36.8℃,P 120次/分,R 24次/分,BP 130/70mmHg。端坐呼吸,两肺底细湿啰音,心浊音界向左下扩大,心率120次/分,律齐。舌淡苔白,脉沉弱。

辅助检查:心电图示窦性心动过速,T波低平。X线胸片示心影增大,两肺淤血征象。

要求:根据上述摘要,在答题卡上完成书面分析。

【参考答案】

中医疾病诊断（2分）：心悸。

中医证候诊断（2分）：阳虚水泛证。

西医诊断（2分）：心力衰竭（慢性心力衰竭）。

西医诊断依据（4分）：①患者有高血压史二十余年。②心悸、气急，夜间不能平卧。③端坐呼吸，两肺底细湿啰音，心浊音界向左下扩大，心率120次/分。④心电图示窦性心动过速，T波低平。X线胸片示心影增大，两肺淤血征象。

中医治法（2分）：益气温阳，化瘀利水。

方剂（2分）：真武汤合葶苈大枣泻肺汤加减。

药物组成、剂量及煎服方法（2分）：茯苓9g，芍药9g，白术6g，生姜9g，炮附子9g（先煎），葶苈子9g，大枣4枚。三剂，水煎服。日一剂，早晚分服。

西医治疗原则及方法（4分）：①一般治疗：去除或缓解基本病因；去除诱发因素；改善生活方式；干预心血管损害的危险因素；密切观察病情演变及定期随访。②药物治疗：抑制神经内分泌激活：ACEI、β受体阻滞剂；改善血流动力学：利尿剂等。③非药物治疗：心脏再同步化治疗、埋藏式心律转复除颤器。

病案(例)摘要 10：

刘某，男，35 岁，已婚，工人。2017 年 4 月 2 日初诊。

患者反复发作喉中哮鸣 8 年。3 天前因气温骤降，喘息又作，并逐渐加重，喉中痰鸣，胸膈满闷如塞，咳痰不爽，痰稀薄色白，面色晦滞，口不渴，形寒畏冷。

查体：T 36.7℃，P 95 次/分，R 22 次/分，BP 120/85mmHg。意识清楚，胸廓饱满，双侧触诊震颤减弱，双肺叩诊呈过清音，听诊可闻及哮鸣音。舌质淡，苔白滑，脉浮紧。

辅助检查：血常规示 7.9×10^9/L，中性粒细胞 65%。呼吸功能检查示支气管舒张试验阳性。胸部 X 线片示双肺纹理增粗。

要求：根据上述摘要，在答题卡上完成书面分析。

【参考答案】

中医疾病诊断（2分）：哮病。

中医证候诊断（2分）：寒哮证。

西医诊断（2分）：支气管哮喘。

西医诊断依据（4分）：①患者反复发作喉中哮鸣8年。3天前因气温骤降，喘息又作，并逐渐加重，喉中痰鸣。②意识清楚，胸廓饱满，双侧触诊震颤减弱，双肺叩诊呈过清音，听诊可闻及哮鸣音。③血常规示白细胞计数、中性粒细胞无异常。呼吸功能检查示支气管舒张试验阳性。胸部X线片示双肺纹理增粗。

中医治法（2分）：温肺散寒，化痰平喘。

方剂（2分）：射干麻黄汤加减。

药物组成、剂量及煎服法（2分）：射干9g，麻黄9g，生姜12g，细辛3g，紫菀9g，款冬花9g，大枣3g，半夏9g，五味子9g。三剂，水煎服。日一剂，早晚分服。

西医治疗原则及方法（4分）：①重复吸入速效β_2受体激动剂，在第1小时每20分钟吸入1~2喷。随后每3~4小时1~2喷。②糖皮质激素：尽早口服泼尼松龙或等效剂量的其他激素。

病案（例）摘要 11：

梁某，女，45 岁，已婚，工人。2015 年 4 月 5 日初诊。

患者 2 周前自觉恶心，乏力，食欲减退，并逐渐出现皮肤、巩膜及小便发黄，遂来就诊。现症：身目发黄，色泽鲜明，口干苦，恶心，厌油，头身困重，胸脘痞满，大便干。

查体：T 36.6℃，P 95 次/分，R 16 次/分，BP 115/70mmHg。神清，面黄鲜明，巩膜及全身皮肤黄染，肝肋下 2cm 可及，质软，轻压痛，肝区叩痛（＋）。舌苔黄腻，脉弦滑数。

辅助检查：肝功能示丙氨酸氨基转移酶（ALT）320U/L，天门冬氨酸氨基转移酶（AST）240U/L，总胆红素 52μmol/L，结合胆红素 23μmol/L。HBsAg 阳性，HBeAg 阳性，抗-HBc 阳性。

要求：根据上述摘要，在答题卡上完成书面分析。

【参考答案】

中医疾病诊断（2分）：黄疸。

中医证候诊断（2分）：阳黄。

西医诊断（2分）：病毒性肝炎（急性黄疸型肝炎）。

西医诊断依据（4分）：①恶心，乏力，食欲减退，皮肤、巩膜及小便发黄。②面黄鲜明，巩膜及全身皮肤黄染，肝肋下2cm可及，质软，轻压痛，肝区叩痛（＋）。③肝功能示ALT、AST、总胆红素、结合胆红素均升高。HBsAg阳性，HBeAg阳性，抗－HBc阳性。

中医治法（2分）：清热解毒，利湿退黄。

方剂（2分）：茵陈蒿汤合甘露消毒丹加减。

药物组成、剂量及煎服法（2分）：茵陈18g，栀子12g，大黄6g，飞滑石15g（先煎），淡黄芩10g，石菖蒲6g，川贝母5g，木通5g，藿香4g，连翘4g，白蔻仁4g，薄荷4g（后下），射干4g。三剂，水煎服。日一剂，早晚分服。

西医治疗原则及方法（4分）：①一般治疗：清淡饮食，进食易消化食物，补充维生素、蛋白质，热量。②病原治疗：急性肝炎一般为自限性，多可完全康复，一般不用抗病毒治疗。③对症治疗：非特异性护肝药（维生素类、还原型谷胱甘肽、肝泰乐等）；降酶药（甘草甜素、联苯双酯、苦参碱等）；退黄药物（丹参注射液、苯巴比妥等）。

病案(例)摘要12:

郑某,女,66 岁,农民。2019 年 4 月 4 日初诊。

患者反复关节肿痛十余年,加重伴关节变形 2 年,未系统治疗。现症:关节肿痛变形,屈伸受限,肌肉刺痛,痛处不移,肌肤紫暗,面色黧黑,肘关节处可触及皮下结节,肢体顽麻。

查体:精神疲乏,双膝关节肿胀,压痛明显;双腕关节、双手掌指关节、近端指间关节肿痛,关节变形,活动受限,双肘关节尺骨鹰嘴下方可触及皮下结节,四肢皮肤可见散在皮下色素沉着。舌暗红有瘀点,苔薄白,脉弦涩。

辅助检查:类风湿因子 448IU/mL,血沉 21mm/h,C 反应蛋白 2.68mg/dL。双手正位 X 线片示双腕关节间隙狭窄,双腕、手关节骨质疏松,部分关节面模糊不清。

要求:根据上述摘要,在答题卡上完成书面分析。

【参考答案】

中医疾病诊断（2分）：痹证。

中医证候诊断（2分）：痰瘀互结证。

西医诊断（2分）：类风湿关节炎。

西医诊断依据（4分）：①反复关节肿痛十余年，加重伴关节变形2年。②关节肿痛变形，屈伸受限。③双肘关节尺骨鹰嘴下方可触及皮下结节，四肢皮肤可见散在皮下色素沉着。④类风湿因子阳性，血沉增快，C反应蛋白增高。双手正位X线片示双腕关节间隙狭窄，双腕、手关节骨质疏松，部分关节面模糊不清。

中医治法（2分）：活血化瘀，祛痰通络。

方剂（2分）：身痛逐瘀汤合指迷茯苓丸加减。

药物组成、剂量及煎服法（2分）：秦艽3g，川芎6g，桃仁9g，红花9g，甘草6g，羌活3g，没药6g，当归9g，五灵脂6g（包煎），香附3g，牛膝9g，地龙6g，茯苓6g，枳壳3g，半夏12g，风化朴硝1g。三剂，水煎服。日一剂，早晚分服。

西医治疗原则及方法（4分）：①一般治疗：营养支持、适度休息、急性期关节制动、恢复期关节功能锻炼、配合适当物理治疗等。②药物治疗：非甾体抗炎药（布洛芬、萘普生、双氯芬酸）；改善病情的抗风湿药及免疫抑制剂（甲氨蝶呤、柳氮磺吡啶等）；糖皮质激素；植物药制剂（雷公藤总苷等）；生物制剂。③外科治疗：滑膜切除术。

病案(例)摘要 13：

白某，男，33 岁，已婚，工人。2015 年 10 月 13 日初诊。

患者 2 天前出现发热，恶风，鼻塞，咳嗽，自服感冒药、止咳化痰药物，症状不减。近日咳嗽，咳痰加重来诊。现症：咳嗽频剧，气促，痰黄稠，咳吐不爽，口微渴，发热重，恶寒轻，头痛，鼻塞。

查体：T 39℃，P 100 次/分，R 22 次/分，BP 120/75mmHg。面红，右下肺叩诊实音，听诊呼吸音减低，可闻及湿啰音。舌边尖红，苔薄白，脉浮数。

辅助检查：血常规示白细胞 $12 \times 10^9/L$，中性粒细胞 80%。胸部 X 线片示右下肺片状浸润阴影。

要求：根据上述摘要，在答题卡上完成书面分析。

【参考答案】

中医疾病诊断（2分）：咳嗽。

中医证候诊断（2分）：邪犯肺卫证。

西医诊断（2分）：肺炎（肺炎链球菌肺炎）。

西医诊断依据（4分）：①患者上呼吸道感染2天。②发热、咳嗽、咳痰。③面红，右下肺叩诊实音，听诊呼吸音减低，可闻及湿啰音。④血常规示白细胞总数、中性粒细胞增多。胸部X线片示右下肺片状浸润阴影。

中医治法（2分）：疏风清热，宣肺止咳。

方剂（2分）：桑菊饮加减。

药物组成、剂量及煎服法（2分）：桑叶7.5g，菊花3g，连翘5g，薄荷2.5g（后下），苦桔梗6g，生甘草2.5g，苇根6g。三剂，水煎服。日一剂，早晚分服。

西医治疗原则及方法（4分）：①一般治疗：注意休息，保持室内空气流通，注意消毒隔离，预防交叉感染。保证有足够蛋白质、热量和维生素的摄入。鼓励饮水，监测神志、体温、呼吸、心率、血压及尿量等，防止休克。②病因治疗：首选青霉素G。③支持疗法：适当用止咳化痰药，可酌情给予小剂量可待因，予祛痰剂祛痰；高热不退可用物理降温，或服用阿司匹林、扑热息痛等解热镇痛药。④局部治疗：将抗菌药物和液体混合雾化吸入。

病案（例）摘要14：

李某，男，66岁，已婚，干部。2016年3月1日初诊。

患者近2年来经常出现胃脘疼痛，初发时表现为胀痛，部位不固定，未予重视，后逐步呈针刺样痛，固定于剑突下，伴有泛酸，嗳气，服用法莫替丁疼痛可缓解，但病情反复。近3天来症状加重，遂来就诊。现症：胃痛如刺，痛处固定，汗出。

查体：T 37.0℃，P 67次/分，R 16次/分，BP 120/70mmHg。腹平软，剑突下有压痛，无反跳痛及肌紧张，肝脾肋下未及，未触及包块。移动性浊音（－）。舌质紫暗，脉涩。

辅助检查：胃镜示胃窦部见1.5cm×1.5cm溃疡，幽门螺杆菌（＋）。腹部B超示肝胆胰脾未见异常。

要求：根据上述摘要，在答题卡上完成书面分析。

【参考答案】

中医疾病诊断（2分）：胃脘痛。

中医证候诊断（2分）：瘀血停胃证。

西医诊断（2分）：消化性溃疡（胃溃疡）。

西医诊断依据（4分）：①胃痛2年，初为胀痛，后逐步呈针刺样痛，固定于剑突下，伴有泛酸，嗳气，服用法莫替丁疼痛可缓解。②剑突下有压痛，无反跳痛及肌紧张，肝脾肋下未及，未触及包块。移动性浊音（－）。③胃镜示胃窦部见1.5cm×1.5cm溃疡，幽门螺杆菌（＋）。

中医治法（2分）：活血化瘀，通络和胃。

方剂（2分）：失笑散合丹参饮加减。

药物组成、剂量及煎服法（2分）：丹参15g，五灵脂6g（包煎），蒲黄6g（包煎），檀香3g，砂仁3g（后下）。三剂，水煎服。日一剂，早晚分服。

西医治疗原则及方法（4分）：①一般治疗：生活有规律，避免过度劳累，精神放松，定时定量进餐，忌辛辣食物，戒烟，避免服用对胃肠黏膜有损害的药物。②根除幽门螺杆菌：三联疗法、四联疗法。③抗酸药物治疗：H_2受体拮抗剂（西咪替丁、雷尼替丁等）、质子泵抑制剂（奥美拉唑、兰索拉唑等）。④保护胃黏膜（硫糖铝、胶体次枸橼酸铋等）。

病案(例)摘要 15：

方某，男，55 岁，已婚，干部。2019 年 12 月 7 日初诊。

患者糖尿病 5 年，3 年前间歇出现头痛，测血压增高，最高达 160/96mmHg。现症：头痛，痛有定处，固定不移。头晕阵作，心前区痛，偏身麻木。

查体：T 36.5℃，P 75 次/分，R 16 次/分，BP 165/95mmHg。神清，口唇发绀，心率 75 次/分，律齐，各瓣膜区未闻及杂音，两肺呼吸音清，腹软，舌紫，脉弦细涩。

辅助检查：心电图示窦性心律，左室高电压。尿常规未见异常。

要求：根据上述摘要，在答题卡上完成书面分析。

【参考答案】

中医疾病诊断（2分）：头痛。

中医证候诊断（2分）：瘀血阻窍证。

西医诊断（2分）：原发性高血压。

西医诊断依据（4分）：①患者有糖尿病史5年。②头痛，BP 165/95mmHg。③口唇发绀，心率75次/分，律齐，各瓣膜区未闻及杂音，两肺呼吸音清，腹软。④心电图示窦性心律，左室高电压。尿常规未见异常。

中医治法（2分）：活血化瘀。

方剂（2分）：通窍活血汤加减。

药物组成、剂量及煎服法（2分）：赤芍3g，川芎3g，桃仁9g，红花9g，老葱6g，鲜姜9g，红枣5g，麝香0.15g，黄酒250g。三剂，水煎服。日一剂，早晚分服。

西医治疗原则及方法（4分）：

（1）治疗原则：①改善生活行为：减轻体重，减少钠盐、脂肪摄入，补充钾盐，戒烟，限制饮酒，减轻精神压力，增加运动，必要时补充叶酸制剂。②开始用降压药物治疗。③控制血压至130/80mmHg以下。

（2）降压药物：①利尿剂：氢氯噻嗪、氯噻酮。②钙通道阻滞剂：硝苯地平、维拉帕米等。③联合应用降压药。

病案(例)摘要16:

古某,男,48岁。2019年2月28日初诊。

患者1周前与人争执后出现胸闷不适。近日夜间每因胸痛而醒,胸痛较剧,呈刺痛,持续10分钟左右,舌下含服硝酸甘油可缓解。现症:胸痛较剧,如刺如绞,痛有定处,入夜加重,伴有胸闷。有吸烟史10年,既往有"血脂异常"3年。

查体:T 36.8℃,P 78次/分,R 18次/分,心界不大,心率78次/分,律齐,各瓣膜区未闻及杂音。舌质紫暗,脉弦涩。

辅助检查:心电图示窦性心律,$V_1 \sim V_4$导联ST段压低0.1mV,T波低平。肌钙蛋白 I(-)。

要求:根据上述摘要,在答题卡上完成书面分析。

【参考答案】

中医疾病诊断（2分）：胸痹。

中医证候诊断（2分）：心血瘀阻证。

西医诊断（2分）：冠状动脉粥样硬化性心脏病（心绞痛）。

西医诊断依据（4分）：①患者有血脂异常、吸烟史。②情绪激动后胸闷不适。胸痛呈刺痛，持续10分钟左右，舌下含服硝酸甘油可缓解。各瓣膜区未闻及杂音。③心电图示窦性心律，$V_1 \sim V_4$导联ST段压低0.1mV，T波低平。肌钙蛋白Ⅰ（-）。

中医治法（2分）：活血化瘀，通脉止痛。

方剂（2分）：血府逐瘀汤加减。

药物组成、剂量及煎服法（2分）：桃仁12g，红花9g，当归9g，生地黄9g，川芎4.5g，赤芍6g，牛膝9g，桔梗4.5g，柴胡3g，枳壳6g，甘草6g。三剂，水煎服。日一剂，早晚分服。

西医治疗原则及方法（4分）：①立刻休息。②药物治疗：硝酸甘油可用0.5mg，置于舌下含化；硝酸异山梨酯可用5～10mg，舌下含化。

病案(例)摘要 17：

田某，男，55 岁，自由职业。2016 年 3 月 17 日初诊。

患者平素嗜食烟酒，肥甘厚味。近半年来，口干多饮，多食易饥，乏力，肌肉酸胀，四肢沉重，胸闷腹胀，困倦。

查体：T 36.8℃，P 78 次/分，R 16 次/分，BP 130/70mmHg。形体肥胖，舌质暗，苔厚腻，脉滑。

辅助检查：空腹血糖 9.1mmol/L，餐后 2 小时血糖 12.1mmol/L，糖化血红蛋白 8.2%。

要求：根据上述摘要，在答题卡上完成书面分析。

【参考答案】

中医疾病诊断（2分）：消渴。

中医证候诊断（2分）：痰瘀互结证。

西医诊断（2分）：糖尿病。

西医诊断依据（4分）：①患者平素嗜食烟酒，肥甘厚味。②口干多饮，多食易饥，乏力。③形体肥胖。④空腹血糖9.1mmol/L，餐后2小时血糖12.1mmol/L，糖化血红蛋白8.2%。

中医治法（2分）：活血化瘀祛痰。

方剂（2分）：平胃散合桃红四物汤加减。

药物组成、剂量及煎服法（2分）：苍术120g，厚朴90g，陈橘皮60g，甘草30g，生姜2片，大枣2枚，桃仁9g，红花6g，当归9g，川芎6g，白芍9g，熟地黄15g。三剂，水煎服。日一剂，早晚分服。

西医治疗原则及方法（4分）：①饮食治疗：补充足够的热量，合理分配糖类、蛋白质、脂肪三大营养物质，每日三餐分配为1/5、2/5、2/5或1/3、1/3、1/3。②口服药治疗：双胍类，多用二甲双胍。③若口服药治疗无效则用胰岛素治疗。

病案(例)摘要18：

张某，男，45岁，已婚，工人。2019年12月6日初诊。

患者近年来逐渐出现怕热多汗，以胸前、后背和腋下明显，伴有兴奋失眠，烦躁易怒，心悸胸闷，胁腹痛，食欲增加，腹胀，大便次数增多，体重2年内减轻10kg。

查体：T 37.5℃，P 105次/分，R 20次/分，BP 155/65mmHg。神清，营养不良，眼裂增宽，双侧甲状腺中度肿大，听诊有血管杂音，心界不大，心率105次/分，心律不齐，心尖区可闻及收缩期杂音，两肺呼吸音清，腹软。舌质淡红，舌苔白腻，脉弦滑。

辅助检查：心电图示房性早搏，ST－T段改变。

要求：根据上述摘要，在答题卡上完成书面分析。

【参考答案】

中医疾病诊断（2分）：瘿病。

中医证候诊断（2分）：气滞痰凝证。

西医诊断（2分）：甲状腺功能亢进症。

西医诊断依据（4分）：①怕热多汗，低热，兴奋失眠，烦躁易怒，心悸胸闷，食欲增加，体重减轻。②眼裂增宽，双侧甲状腺中度肿大，听诊有血管杂音，心率增快，心律不齐，血压升高，心尖区可闻及收缩期杂音。③心电图示房性早搏，ST－T段改变。

中医治法（2分）：疏肝理气，化痰散结。

方剂（2分）：逍遥散合二陈汤加减。

药物组成、剂量及煎服法（2分）：甘草4.5g，当归9g，茯苓9g，芍药9g，白术9g，柴胡9g，半夏15g，橘红15g。三剂，水煎服。日一剂，早晚分服。

西医治疗原则及方法（4分）：①一般治疗：休息，解除精神压力，避免精神刺激和劳累过度。加强支持疗法，忌食辛辣及含碘丰富的食物，少喝浓茶、咖啡。②药物治疗：分为硫脲类和咪唑类，常用甲基硫氧嘧啶、丙基硫氧嘧啶、甲巯咪唑和卡比马唑；辅助药物为普萘洛尔、碘化物。③手术治疗：甲状腺次全切除术。④^{131}I放射性治疗。

病案(例)摘要19：

赵某，男，55岁，已婚，工人。2019年10月24日初诊。

患者既往有吸烟史15年，反复咳嗽、咳痰10年，每年持续3个月，白天多于夜间。现症：咳嗽，咳声重浊，痰多色白而黏，胸满窒闷，纳呆，口黏不渴。

查体：T 37.2℃，P 96次/分，R 24次/分，BP 140/80mmHg。肺部叩诊呈过清音，肺底部可闻及散在干、湿性啰音。舌苔白腻，脉滑。

辅助检查：血常规示白细胞 15.8×10^9/L，中性粒细胞82%。X线胸片示双肺纹理增粗。

要求：根据上述摘要，在答题卡上完成书面分析。

【参考答案】

中医疾病诊断（2分）：咳嗽。

中医证候诊断（2分）：痰浊阻肺证。

西医诊断（2分）：慢性支气管炎。

西医诊断依据（4分）：①患者既往有吸烟史15年。②反复咳嗽、咳痰10年，每年持续3个月，白天多于夜间。③肺部叩诊呈过清音，肺底部可闻及散在干、湿性啰音。④白细胞及中性粒细胞均升高，双肺纹理增粗。

中医治法（2分）：燥湿化痰，降气止咳。

方剂（2分）：二陈汤合三子养亲汤加减。

药物组成、剂量及煎服法（2分）：半夏15g，橘红15g，白茯苓9g，甘草4.5g，芥子9g，紫苏子9g，莱菔子9g。三剂，水煎服。日一剂，早晚分服。

西医治疗原则及方法（4分）：①控制感染：口服阿莫西林、罗红霉素或左氧氟沙星。②祛痰、镇咳：口服盐酸氨溴索、盐酸溴己新或氯化铵棕色合剂。③解痉平喘：口服氨茶碱或茶碱缓释剂，应用吸入型支气管扩张剂，如硫酸特布他林气雾剂或溴化异丙托品。④缓解后加强体质的锻炼；戒烟，避免有害气体和其他有害颗粒的吸入；也可使用卡介苗肌肉注射，预防感冒。

病案(例)摘要 20：

林某，女，42 岁，已婚，工人。2019 年 8 月 18 日初诊。

患者 1 年来自觉容易疲乏，活动耐力下降，记忆力较前明显下降，怕冷。之前未曾诊治。近 1 个月来，困倦感明显加重。现症：神疲乏力，少气懒言，畏寒肢冷，腰膝酸软，月经停闭。

查体：T 36.1℃，P 92 次/分，R 18 次/分，BP 100/66mmHg。手背及胸背部皮肤干燥、粗糙、皲裂，眼睑浮肿，唇厚舌大，双下肢轻度水肿。舌质淡暗，苔白，脉沉细而缓。

辅助检查：血常规示红细胞 3.0×10^{12}/L，白细胞 8.2×10^9/L，Hb 100g/L。FT_4 5.15pmol/L，FT_3 1.54pmol/L，TSH 5.83μU/mL。心脏彩超示少量心包积液。甲状腺彩超示甲状腺体积缩小。

要求：根据上述摘要，在答题卡上完成书面分析。

【参考答案】

中医疾病诊断（2分）：瘿病。

中医证候诊断（2分）：脾肾阳虚证。

西医诊断（2分）：甲状腺功能减退症。

西医诊断依据（4分）：①患者自觉容易疲乏，活动耐力下降，记忆力下降，怕冷。②手背及胸背部皮肤干燥、粗糙、皲裂，眼睑浮肿，唇厚舌大，双下肢轻度水肿。③红细胞计数降低，血红蛋白降低，FT_4降低，FT_3降低，TSH增高。少量心包积液。甲状腺体积缩小。

中医治法（2分）：温补脾肾。

方剂（2分）：右归丸加减。

药物组成、剂量及煎服法（2分）：熟地黄24g，山药12g，山茱萸9g，枸杞子12g，菟丝子12g，鹿角胶12g（烊化），杜仲12g，肉桂6g，当归9g，制附子6g。三剂，水煎服。日一剂，早晚分服。

西医治疗原则及方法（4分）：①甲状腺激素补充或替代：首选左甲状腺素（$L-T_4$）。②对症治疗：贫血者补充铁剂、维生素B_{12}、叶酸等。③黏液性水肿昏迷的治疗：即刻补充TH，首选左三碘甲腺原氨酸（$L-T_3$）；静脉滴注氢化可的松；保温，供氧，保持呼吸道通畅，必要时行气管切开；根据需要补液；控制感染，防治休克，治疗原发病。

病案(例)摘要 21:

路某,女,53岁,已婚,会计。2019年12月1日初诊。

患者2天前无明显诱因出现腹胀、腹痛,伴恶心呕吐,肛门排气减少,无排便。自服药物效果差,患者症状无缓解,现腹痛阵作,胀满拒按,恶心呕吐,无排气排便,无剖宫产术史。

查体:腹部膨隆,全腹压痛,无反跳痛,肝脾肋下未及,Murphy征(-),无移动性浊音,肠鸣音活跃,有气过水声。舌质淡红,苔薄白,脉弦涩。

辅助检查:立位腹平片,小肠扩张,可见积气及气液平面。

要求:根据上述摘要,在答题卡上完成书面分析。

【参考答案】

中医疾病诊断（2分）：肠结。

中医证候诊断（2分）：气滞血瘀证。

西医诊断（2分）：肠梗阻。

西医诊断依据（4分）：①患者无剖宫产术史。②无明显诱因出现腹痛、呕吐、腹胀，肛门少量排气2天。③腹部膨隆，全腹压痛，无反跳痛，肠鸣音活跃，有气过水声。④立位腹平片，小肠扩张，可见积气及气液平面。

中医治法（2分）：行气活血，通腑攻下。

方剂（2分）：桃仁承气汤加减。

药物组成、剂量及煎服法（2分）：桃仁12g，大黄12g（后下），桂枝6g，甘草6g，芒硝6g（冲服）。三剂，水煎服。日一剂，早晚分服。

西医治疗原则及方法（4分）：①治疗原则：解除局部的梗阻和纠正因梗阻引起的全身生理紊乱。②非手术治疗：禁食与胃肠减压；纠正水、电解质紊乱及酸碱失衡：常用静脉输注葡萄糖等渗盐水，酌情补充必要的电解质；防止感染和毒血症：抗生素；灌肠疗法：常用肥皂水500mL灌肠；穴位注射阿托品，腹部推拿按摩等。③手术治疗：如应用非手术疗法病情不见好转，则采取手术治疗。

病案(例)摘要 22：

崔某，女，32 岁，已婚，工人。2019 年 10 月 12 日初诊。

患者既往月经正常，近半年出现月经周期紊乱。月经周期 15～60 天，经期 3～4 天，经量多，色淡质稀，神疲肢倦，气短懒言，小腹空坠，食少纳差。末次月经：2019 年 10 月 9 日。

查体：T 36.1℃，P 92 次/分，R 22 次/分，BP 110/82mmHg。基础体温双相型。面色萎黄，舌淡。脉缓弱。

辅助检查：血常规示血红蛋白 75g/L，红细胞 2.43×10^{12}/L。B 超检查示子宫及双侧附件未见明显异常。尿妊娠试验阴性。

要求：根据上述摘要，在答题卡上完成书面分析。

【参考答案】

中医疾病诊断（2分）：月经不调。

中医证候诊断（2分）：脾气虚证。

西医诊断（2分）：排卵障碍性异常子宫出血（排卵性异常子宫出血）。

西医诊断依据（4分）：①患者近半年出现月经周期紊乱。月经周期15～60天，经期3～4天，经量多，色淡质稀，神疲肢倦，气短懒言，小腹空坠，食少纳差。②血红蛋白及红细胞计数降低。子宫及双侧附件未见明显异常。尿妊娠试验阴性。

中医治法（2分）：健脾益气，固冲调经。

方剂（2分）：补中益气汤加减。

药物组成、剂量及煎服法（2分）：黄芪18g，甘草9g，人参6g，当归3g，橘皮6g，升麻6g，柴胡6g，白术9g。三剂，水煎服。日一剂，早晚分服。

西医治疗原则及方法（4分）：①治疗原则：生育期以止血、调整月经周期和促排卵为主。②一般治疗：补充铁剂、维生素C、蛋白质。③促进卵泡发育：口服妊马雌酮、戊酸雌二醇或氯米芬。④促进LH峰形成（肌注hCG）。⑤黄体功能刺激疗法（隔日肌注hCG）。⑥黄体功能替代疗法（注射黄体酮）。

病案(例)摘要 23：

王某，女，26 岁，已婚，无业。2018 年 3 月 1 日初诊。

患者平素月经正常，于 2018 年 2 月 24 日因"巨大儿，胎膜早破"行剖宫产，术中出血不多。2 天前突然出现高热寒战，小腹疼痛拒按，肛门坠胀，恶露量少，色紫暗如败酱，有臭气。心烦口渴，尿少色黄，大便燥结。

查体：T 38.9℃，P 108 次/分，R 27 次/分，BP 112/76mmHg。神志清，急性面容。下腹部压痛（阳性），以右侧为甚。反跳痛（阳性），肌紧张。舌红，苔黄而干，脉数有力。

辅助检查：血常规示白细胞 16.9×10^9/L，中性粒细胞 88%，血清 C 反应蛋白升高。彩色超声提示子宫增大，于子宫右后方可见包块。

要求：根据上述摘要，在答题卡上完成书面分析。

【参考答案】

中医疾病诊断（2分）：产后发热。

中医证候诊断（2分）：感染邪毒证。

西医诊断（2分）：产褥感染。

西医诊断依据（4分）：①行剖宫产术后2天，出现高热寒战，小腹疼痛拒按，异常恶露。②右下腹部压痛（阳性），反跳痛（阳性），肌紧张。③血常规示白细胞升高，中性粒细胞增多，血清C反应蛋白升高。彩色超声提示子宫增大，于子宫右后方可见包块。

中医治法（2分）：清热解毒，凉血化瘀。

方剂（2分）：五味消毒饮合失笑散加味。

药物组成、剂量及煎服法（2分）：金银花30g，野菊花12g，蒲公英12g，紫花地丁12g，紫背天葵子12g，五灵脂6g（包煎），蒲黄6g（包煎）。三剂，水煎服。日一剂，早晚分服。

西医治疗原则及方法（4分）：①支持疗法：加强营养，增强抵抗力，纠正电解质紊乱。②处理感染灶：清除宫腔残留物，脓肿切开引流，采取半卧位以利引流。③应用抗生素：短期加用肾上腺皮质激素。④手术治疗。

病案(例)摘要24:

安某,女,10岁。2019年1月6日初诊。

患儿发病前2周因着凉,出现咳嗽、咳痰、鼻塞、流清涕等症状,经治疗,症状消失。3天前无明显诱因出现眼睑水肿,继而四肢及全身水肿,尿少,伴发热,恶风,咳嗽,肢痛。

查体:T 37.8℃,P 80次/分,R 20次/分,BP 150/90mmHg。眼睑、四肢及全身水肿,皮肤光亮,压之凹陷,随手即起。苔薄白,脉浮。

辅助检查:尿常规示尿蛋白(++),红细胞10~12/HP,颗粒管型0~2/HP。血常规示白细胞$14×10^9$/L,血红蛋白110g/L,血清总补体下降。

要求:根据上述摘要,在答题卡上完成书面分析。

【参考答案】

中医疾病诊断（2分）：水肿。

中医证候诊断（2分）：风水相搏证。

西医诊断（2分）：急性肾小球肾炎。

西医诊断依据（4分）：①患儿发病前2周有呼吸道感染史。②尿少，眼睑、四肢及全身水肿，皮肤光亮，压之凹陷，随手即起。③血压升高，蛋白尿、血尿、颗粒管型尿。白细胞计数升高，血清总补体下降。

中医治法（2分）：疏风宣肺，利水消肿。

方剂（2分）：麻黄连翘赤小豆汤合五苓散加减。

药物组成、剂量及煎服法（2分）：麻黄6g，连翘9g，杏仁9g，赤小豆30g，大枣12枚，桑白皮10g，生姜6g，炙甘草6g，猪苓9g，泽泻15g，白术9g，茯苓9g，桂枝6g。三剂，水煎服。日一剂，早晚分服。

西医治疗原则及方法（4分）：①休息2~3周。②饮食：限盐及限水，限制蛋白摄入，限制高钾食物。③防治感染：应用青霉素10~14天。④利尿：氢氯噻嗪。⑤降压：口服卡托普利、硝苯地平。

病案（例）摘要 25：

宋某，男，35 岁，干部。2015 年 7 月 19 日初诊。

患者长期劳累，饮食不节，时觉中上腹胀痛不适，未予重视。昨晚饮酒后开始上腹部胀痛加重，持续不止，今晨腹痛移至右下腹，急来就诊。现症：右下腹痛，痛势剧烈，按之尤甚，腹胀，恶心纳差，大便秘结，小便短赤。

查体：T 39.2℃，P 110 次/分，R 22 次/分，BP 120/80mmHg。神清，心率 110 次/分，律齐，两肺呼吸音清，未闻及干、湿性啰音。右下腹麦氏点压痛（＋），有反跳痛，腹肌紧张。舌红苔黄腻，脉弦数。

辅助检查：血常规示白细胞计数 $13.5 \times 10^9/L$，中性粒细胞 85%。

要求：根据上述摘要，在答题卡上完成书面分析。

【参考答案】

中医疾病诊断（2分）：肠痈。

中医证候诊断（2分）：湿热证。

西医诊断（2分）：急性阑尾炎。

西医诊断依据（4分）：①上腹部胀痛加重，持续不止，腹痛移至右下腹。②高热，心率增快，律齐，两肺呼吸音清，未闻及干、湿性啰音。右下腹麦氏点压痛（＋），有反跳痛，腹肌紧张。③血常规示白细胞总数、中性粒细胞增多。

中医治法（2分）：通腑泄热，利湿解毒。

方剂（2分）：复方大柴胡汤加减。

药物组成、剂量及煎服法（2分）：柴胡12g，黄芩9g，枳壳9g，川楝子9g，大黄9g，玄胡10g，白芍10g，蒲公英15g，木香6g，丹参6g，甘草6g。三剂，水煎服。日一剂，早晚分服。

西医治疗原则及方法（4分）：①手术治疗：阑尾切除术。②对症治疗：若有脓液，则进行腹腔引流。③卧床休息、清淡饮食，养成良好的排便习惯，避免饮食不节及食后剧烈运动。

病案(例)摘要26：

刘某，男，8岁。2019年7月18日初诊。

患儿今晨起在室外玩耍汗出后，进入空调室内纳凉，并喝冰镇冷饮1瓶，1小时后，脐周痛甚，肠鸣，恶心，大便初干后稀，呈水样夹有泡沫便，下午来院就诊。现症：大便清稀，无脓血，伴发热，头痛，流清涕，小便正常。

查体：T 37.8℃，P 90次/分，R 20次/分。神志清，皮肤弹性可，心肺未闻及杂音。剑突下及脐周压痛，麦氏点压痛（－）。舌质淡，苔薄白，脉浮紧。

辅助检查：血常规示白细胞 7.9×10^9/L，中性粒细胞71%，淋巴细胞27%。红细胞 2～3/HP，脂肪球（＋＋）。

要求：根据上述摘要，在答题卡上完成书面分析。

【参考答案】

中医疾病诊断（2分）：小儿泄泻。

中医证候诊断（2分）：风寒泻。

西医诊断（2分）：小儿腹泻病。

西医诊断依据（4分）：①患儿受凉、饮冷后脐周痛甚，肠鸣，恶心，大便初干后稀，呈水样夹有泡沫便。剑突下及脐周压痛，麦氏点压痛（-）。②血常规检查显示无异常。红细胞2~3/HP，脂肪球（++）。

中医治法：疏风散寒，化湿和中。

方剂（2分）：藿香正气散加减。

药物组成、剂量及煎服法（2分）：大腹皮3g，白芷3g，紫苏3g，茯苓3g，半夏曲6g，白术6g，陈皮6g，厚朴6g，苦桔梗6g，藿香9g，甘草6g。三剂，水煎服。日一剂，早晚分服。

西医治疗原则及方法（4分）：①饮食疗法：先采用半流质易消化饮食，然后恢复正常饮食。②液体疗法：纠正水、电解质紊乱及酸碱失衡，可口服补液盐。③药物治疗：控制感染（微生态制剂和肠黏膜保护剂）、微生态疗法（双歧杆菌、嗜乳酸杆菌等菌制剂）和肠黏膜保护剂（如蒙脱石粉），补锌。

病案(例)摘要 27:

章某,男,72 岁,已婚,退休工人。2016 年 8 月 19 日初诊。

患者半年前始出现小便频数不爽,滴沥不尽,尿少热赤,伴有神疲乏力,头晕耳鸣,五心烦热,腰膝酸软,咽干口燥。

查体:形体消瘦,手足心热。直肠指诊示前列腺如鹅卵大,质地硬韧,中央沟消失。舌红,苔薄黄,脉细数。

辅助检查:B 超示前列腺Ⅲ度增大,回声均匀,膀胱残余尿量 60mL。

要求:根据上述摘要,在答题卡上完成书面分析。

【参考答案】

中医疾病诊断（2分）：精癃。

中医证候诊断（2分）：肾阴亏虚证。

西医诊断（2分）：良性前列腺增生症。

西医诊断依据（4分）：①小便频数不爽，滴沥不尽。②直肠指诊示前列腺如鹅卵大，质地硬韧，中央沟消失。③B超示前列腺Ⅲ度增大，回声均匀，膀胱残余尿量60mL。

中医治法（2分）：滋补肾阴，清利小便。

方剂（2分）：知柏地黄丸加减。

药物组成、剂量及煎服法（2分）：知母6g，黄柏6g，熟地黄24g，山萸肉12g，干山药12g，泽泻9g，牡丹皮9g，茯苓9g。炼蜜为丸，每服6g，温开水送下。

西医治疗原则及方法（4分）：①一般治疗：戒烟禁酒，忌食辛辣，避免受凉，预防感染，保持心态平和，多饮水，不憋尿。②药物治疗：5α-还原酶抑制剂（非那雄胺）、α受体阻滞剂（特拉唑嗪、阿夫唑嗪、坦索罗辛）、植物药（太得恩）。③手术治疗（经耻骨上前列腺摘除术等）。

病案(例)摘要28:

张某,女,7岁。2016年10月10日初诊。

患儿3天前出现双下肢皮疹,逐渐加重。现见双下肢及臀部较密集红色瘀点、瘀斑,色泽鲜艳,压之不褪色,伴瘙痒,有阵发性腹痛,大便干燥。

查体:T 36.8℃,P 90次/分,R 22次/分。双下肢及臀部皮肤可见较密集红色瘀点、瘀斑,呈对称性分布。心肺听诊(-),腹软,肝脾未触及,无明显压痛,肠鸣音活跃。舌质红绛,苔黄燥,脉弦数。

辅助检查:血常规示白细胞9.0×10^9/L,中性粒细胞69%,淋巴细胞28%,血小板180×10^9/L。

要求:根据上述摘要,在答题卡上完成书面分析。

【参考答案】

中医疾病诊断（2分）：紫斑。

中医证候诊断（2分）：血热妄行证。

西医诊断（2分）：过敏性紫癜。

西医诊断依据（4分）：①双下肢及臀部较密集红色瘀点、瘀斑，呈对称性分布，伴瘙痒，腹痛。心肺听诊（-），腹软，肝脾未触及，无明显压痛，肠鸣音活跃。②血常规检查无异常。

中医治法（2分）：清热解毒，凉血止血。

方剂（2分）：犀角地黄汤加减。

药物组成、剂量及煎服法（2分）：犀角30g（水牛角代，先煎），生地黄24g，芍药12g，牡丹皮9g。三剂，水煎服。日一剂，早晚分服。

西医治疗原则及方法（4分）：①对症治疗：针对腹痛应用654-2、阿托品等解痉药物，限制粗糙饮食，应用大剂量维生素C、钙剂及抗组胺药降低过敏反应强度，缓解病人腹痛症状。②肾上腺皮质激素与免疫抑制剂：应用泼尼松，或甲基泼尼松龙。③抗凝治疗：阿司匹林、潘生丁。

病案(例)摘要 29:

徐某,女,3 岁。2016 年 12 月 1 日初诊。

患儿 10 天前出现发热,体温 38℃左右,咳嗽,气促,就诊于外院,静脉滴注青霉素 1 天,现仍咳嗽而来诊。现症:咳嗽无力,动则汗出,喉中痰鸣,时有低热,食欲不振,大便溏。

查体:T 36.6℃,P 115 次/分,R 25 次/分。面白少华,双肺听诊呼吸音粗糙,可闻及少许中、细湿啰音。舌质淡,苔薄白,脉细无力。

辅助检查:血常规示白细胞 $12.6 \times 10^9/L$,中性粒细胞 73%,淋巴细胞 20%。胸部 X 线片示双肺纹理增粗,右肺可见散在斑片状阴影。

要求:根据上述摘要,在答题卡上完成书面分析。

【参考答案】

中医疾病诊断（2分）：肺炎喘嗽。

中医证候诊断（2分）：肺脾气虚证。

西医诊断（2分）：小儿肺炎。

西医诊断依据（4分）：①患儿发热、咳嗽、气促。②心率增快，面白少华，双肺听诊呼吸音粗糙，可闻及少许中细湿啰音。③血常规示白细胞总数、中性粒细胞增多。胸部X线片示双肺纹理增粗，右肺可见散在斑片状阴影。

中医治法（2分）：补肺健脾，益气化痰。

方剂（2分）：人参五味子汤加减。

药物组成、剂量及煎服法（2分）：人参1.5g，白术2.5g，白茯苓1.5g，五味子1g，麦冬1.5g，炙甘草1.5g。三剂，水煎服。日一剂，早晚分服。

西医治疗原则及方法（4分）：①病因治疗：宜采取抗生素治疗，首选青霉素或羟氨苄青霉素。②对症治疗：保持呼吸道通畅，及时清除鼻咽分泌物和吸痰，使用祛痰剂，雾化吸入；保证液体摄入量，有利于痰液排出。

病案(例)摘要30：

白某，男，67岁，退休工人。2018年12月1日初诊。

患者3个月前无明显诱因出现大便带少量鲜血，血附于大便表面，并带有黏液，当时未就诊，自行外用痔疮膏未见好转。症状逐渐加重，出现排便不尽感。现症：腹胀，气短，乏力，食欲不振，便下脓血，里急后重。

查体：T 37.2℃，P 88 次/分，R 20 次/分，BP 135/85mmHg。面黄，腹痛拒按，肝、脾肋下未触及，移动性浊音（－），肠鸣音正常。直肠指检，患者膝胸位，齿状线上方2cm直肠后壁可扪及菜花样肿物，指套表面有血和黏液。舌胖嫩，苔黄腻，脉细数。

辅助检查：血常规示血红蛋白120g/L，白细胞 7.5×10^9/L，中性粒细胞0.68，血小板 290×10^9/L。大便隐血试验呈强阳性。尿常规（－）。

要求：根据上述摘要，在答题卡上完成书面分析。

【参考答案】

中医疾病诊断（2分）：脏毒。

中医证候诊断（2分）：脾虚湿热证。

西医诊断（2分）：直肠癌。

西医诊断依据（4分）：①患者3个月前无明显诱因出现大便带少量鲜血，血附于大便表面，并带有黏液，排便不尽感。②患者腹胀，食欲不振，便下脓血，里急后重。③腹痛拒按，肝、脾肋下未触及，移动性浊音（－），肠鸣音正常。直肠指检，患者膝胸位，齿状线上方2cm直肠后壁可扪及菜花样肿物，指套表面有血和黏液。④血常规检查无异常。大便隐血试验呈强阳性。尿常规（－）。

中医治法（2分）：清热利湿，理气健脾。

方剂（2分）：四妙散合白头翁汤加减。

药物组成、剂量及煎服法（2分）：白头翁15g，黄柏9g，苍术9g，牛膝9g，薏苡仁9g，黄柏9g，黄连9g，秦皮9g。七剂，水煎服。日一剂，早晚分服。

西医治疗原则及方法（4分）：①手术治疗：无手术禁忌证、可以切除的直肠癌，应尽可能早期实施根治术。②放射治疗。③化疗：5－FU加左旋咪唑或亚叶酸钙或联合铂类。

病案(例)摘要 31:

于某,女,48 岁,干部。2018 年 4 月 8 日初诊。

患者于 2 年前双手遇热后突发剧烈瘙痒,此后遇热或肥皂水烫洗后则双手皮肤局部剧烈瘙痒反复发作,时轻时重。现症:口干不欲饮,纳差,腹胀。月经史无异常。

查体:皮损色暗,粗糙肥厚,边界清楚,对称分布。舌质淡,苔白,脉弦细。

要求:根据上述摘要,在答题卡上完成书面分析。

【参考答案】

中医疾病诊断（2分）：湿疮。

中医证候诊断（2分）：血虚风燥证。

西医诊断（2分）：湿疹。

西医诊断依据（4分）：①患者2年前双手遇热后突发剧烈瘙痒，此后遇热或肥皂水烫洗后则双手皮肤局部剧烈瘙痒。②皮损色暗，粗糙肥厚，边界清楚，对称分布。

中医治法（2分）：养血润肤，祛风止痒。

方剂（2分）：当归饮子加减。

药物组成、剂量及煎服法（2分）：当归9g，白芍9g，川芎9g，生地黄9g，白蒺藜9g，防风9g，荆芥穗9g，何首乌5g，黄芪5g，甘草3g。三剂，水煎服。日一剂，早晚分服。

西医治疗原则及方法（4分）：①治疗原则：止痒、抑制表皮细胞增生、促进真皮炎症浸润吸收。②常用药物：局部治疗常用5%～10%复方松馏油软膏、10%～20%黑豆馏油软膏、皮质类固醇激素乳剂等。全身治疗常用组胺类药物（如扑尔敏、赛庚啶、息斯敏等）、镇静剂（5%溴化钠、冬眠灵等）、皮质类固醇激素、抗生素（青霉素、大环内酯类、喹诺酮类）。

病案(例)摘要32：

李某，女，28岁，职员。2015年4月25日初诊。

患者平素月经正常，现停经53天，阴道不规则出血3天。末次月经2015年3月3日。停经后明显有早孕反应，3天前阴道有少量出血，色淡红，质稀薄，曾服安络血效果不明显。现症：停经53天，阴道少量出血，小腹空坠隐痛，腰酸，神疲肢倦，心悸气短。

查体：T 36.6℃，P 86次/分，R 21次/分，BP 122/80mmHg。面色㿠白，舌质淡，苔薄白，脉细滑无力。

辅助检查：尿妊娠试验阳性。B超示宫内妊娠，胚胎存活。

要求：根据上述摘要，在答题卡上完成书面分析。

【参考答案】

中医疾病诊断（2分）：胎动不安。

中医证候诊断（2分）：气血虚弱证。

西医诊断（2分）：先兆流产。

西医诊断依据（4分）：①停经，阴道不规则出血，停经后有早孕反应。小腹空坠隐痛，腰酸。②尿妊娠试验阳性。B超示宫内妊娠，胚胎存活。

中医治法（2分）：益气养血，固肾安胎。

方剂（2分）：胎元饮加味。

药物组成、剂量及煎服法（2分）：人参6g，当归6g，杜仲6g，芍药6g，熟地6g，白术9g，炙甘草3g，陈皮3g，黄芪3g。三剂，水煎服。日一剂，早晚分服。

西医治疗原则及方法（4分）：①适当休息，禁止性生活。②若出现黄体功能不全，应黄体酮肌注每日或隔日1次；绒毛膜促性腺激素肌肉注射，隔日1次；也可口服维生素E保胎。③若症状不缓解或反而加重，应进行B超及血hCG测定，根据情况，给予相应处理。

病案(例)摘要33:

刘某,女,23岁,未婚,职员。2016年1月24日初诊。

患者12岁月经初潮,周期26~31天,经期5~6天,量中。6个月前暴怒后突然月经停闭,精神抑郁,烦躁易怒,胸胁胀满,少腹胀痛拒按。

查体:T 36.4℃,P 76次/分,R 18次/分,BP 112/80mmHg。营养良好,第二性征正常。舌边紫暗有瘀点,脉沉弦而涩。

辅助检查:内分泌六项正常;超声提示子宫及双侧附件正常。尿妊娠试验阴性。

要求:根据上述摘要,在答题卡上完成书面分析。

【参考答案】

中医疾病诊断（2分）：闭经。

中医证候诊断（2分）：气滞血瘀证。

西医诊断（2分）：闭经。

西医诊断依据（4分）：①12岁月经初潮，周期、经期、经量正常。因暴怒致月经停闭6个月。②营养良好，第二性征正常。③内分泌六项正常；超声提示子宫及双侧附件正常。尿妊娠试验阴性。

中医治法（2分）：理气活血，祛瘀通经。

方剂（2分）：血府逐瘀汤。

药物组成、剂量及煎服法（2分）：桃仁12g，红花9g，当归9g，生地黄9g，川芎4.5g，赤芍6g，牛膝9g，桔梗4.5g，柴胡3g，枳壳6g，甘草6g。三剂，水煎服。日一剂，早晚分服。

西医治疗原则及方法（4分）：①积极治疗全身性疾病，提高机体体质，供给足够营养，保持标准体重，耐心心理治疗。②激素治疗、促排卵、溴隐亭及其他激素治疗。

病案（例）摘要 34：

朱某，男，8 岁。2019 年 3 月 23 日初诊。

患儿 1 周来乏力，纳呆，低热，近 2 天感双侧耳下及颌下漫肿疼痛，触之痛甚，张口和咀嚼困难。2 周前班内有多名学生有类似症状。

查体：T 37.9℃，P 100 次/分，R 19 次/分。双侧颊部可见以耳垂为中心的局部肿胀，边缘不清，表面皮肤不红，有触痛，浅表淋巴结无肿大，咽部轻度充血，双扁桃体无肿大，口腔第 2 臼齿处颊黏膜可见腮腺口红肿，挤压颊部后未见液体流出。心率 100 次/分，律齐，两肺呼吸音清，腹平软，无压痛。舌红，苔薄黄，脉浮数。

辅助检查：血常规示白细胞 4.5×10^9/L，中性粒细胞 40%，淋巴细胞 52%。血、尿淀粉酶轻度升高。

要求：根据上述摘要，在答题卡上完成书面分析。

【参考答案】

中医疾病诊断（2分）：痄腮。

中医证候诊断（2分）：邪犯少阳证。

西医诊断（2分）：流行性腮腺炎。

西医诊断依据（4分）：①2周前有接触水痘患儿史。②双侧耳下及颌下漫肿疼痛，触之痛甚，张口和咀嚼困难。③双侧颊部可见以耳垂为中心的局部肿胀，边缘不清，表面皮肤不红，有触痛，浅表淋巴结无肿大，咽部轻度充血，双扁桃体无肿大，口腔第2臼齿处颊黏膜可见腮腺口红肿。④血、尿淀粉酶轻度升高。

中医治法（2分）：疏风清热，散结消肿。

方剂（2分）：柴胡葛根汤加减。

药物组成、剂量及煎服法（2分）：柴胡3g，天花粉3g，干葛3g，黄芩3g，桔梗3g，连翘3g，牛蒡子3g，石膏3g（先煎），甘草2g，升麻1g。三剂，水煎服。日一剂，早晚分服。

西医治疗原则及方法（4分）：①治疗原则：流行性腮腺炎是一种自限性疾病，无特殊治疗药物。②对症治疗：物理降温或使用解热药。

病案(例)摘要35：

刘某，女，8岁。2015年1月9日初诊。

患儿2天前出现发热，鼻塞流涕，偶咳，自服感冒冲剂效果不佳，1天前发现皮肤皮疹，胸背部皮肤瘙痒，部分结痂。

查体：T 38.2℃，P 96次/分，R 24次/分。精神可，面红润，躯干部可见散在红色丘疹及疱疹，疱浆清亮，少许结痂，全身淋巴结无肿大，咽充血，双侧扁桃体Ⅰ度肿大，心肺未见异常，腹软，肝脾未触及。舌质淡，苔薄白，脉浮数。

辅助检查：血常规示白细胞 4.6×10^9/L，中性粒细胞45%，淋巴细胞53%。

要求：根据上述摘要，在答题卡上完成书面分析。

【参考答案】

中医疾病诊断（2分）：水痘。

中医证候诊断（2分）：邪郁肺卫证。

西医诊断（2分）：水痘。

西医诊断依据（4分）：①出现发热，鼻塞流涕，咳嗽等上呼吸道症状2天。②躯干部可见散在红色丘疹及疱疹，疱浆清亮，少许结痂，全身淋巴结无肿大，咽充血，双侧扁桃体Ⅰ度肿大。③血常规示白细胞总数稍低。

中医治法（2分）：疏风清热，解毒利湿。

方剂（2分）：银翘散加减。

药物组成、剂量及煎服法（2分）：连翘30g，金银花30g，苦桔梗18g，薄荷18g（后下），淡竹叶12g，生甘草15g，荆芥穗12g，淡豆豉15g，牛蒡子18g。三剂，水煎服。日一剂，早晚分服。

西医治疗原则及方法（4分）：①对症治疗：胸背部瘙痒处应用炉甘石洗剂。②抗病毒治疗：若病情加重，应及早使用抗病毒药，首选阿昔洛韦。早期应用α-干扰素可促进疾病恢复。

病案（例）摘要 36：

高某，女，45 岁，已婚，工人。2019 年 2 月 8 日初诊。

患者双侧乳房肿块伴胀痛 6 个月。肿块和胀痛月经前明显，经后肿块稍有缩小，疼痛减轻，乳头有时有白色溢液，月经量少色淡，腰酸乏力。月经史无异常。

查体：双侧乳房有结节样及片块样肿块，按之疼痛，肿块质韧不硬，表面不规则，与周围组织分界不清。舌质淡，苔薄白，脉沉细。

辅助检查：B 超提示双侧乳房内散在多个不均匀的低回声区。

要求：根据上述摘要，在答题卡上完成书面分析。

【参考答案】

中医疾病诊断（2分）：乳癖。

中医证候诊断（2分）：冲任失调证。

西医诊断（2分）：乳腺增生病。

西医诊断依据（4分）：①双侧乳房肿块伴胀痛，月经前明显，经后肿块稍有缩小，疼痛减轻，乳头时有溢液。②双侧乳房有结节样及片块样肿块，按之疼痛，肿块质韧不硬，表面不规则，与周围组织分界不清。③B超提示双侧乳房内散在多个不均匀的低回声区。

中医治法（2分）：调理冲任，温阳化痰，活血散结。

方剂（2分）：二仙汤加减。

药物组成、剂量及煎服法（2分）：仙茅9g，淫羊藿9g，巴戟天9g，当归9g，黄柏4.5g，知母4.5g。三剂，水煎服。日一剂，早晚分服。

西医治疗原则及方法（4分）：①疏导情志，配合药物局部外敷、针灸、激光照射、磁疗等。②药物治疗：维生素类药物（口服维生素 B_6、维生素 E、维生素 A）、激素类药物（黄体酮、达那唑、丙酸睾丸素等）。

病案(例)摘要 37:

罗某,女,28 岁,已婚,干部。2016 年 8 月 14 日初诊。

患者于 2016 年 8 月 8 日停经 49 天在某医院门诊行人流术,手术顺利,见绒毛,出血量多,术后阴道流血 3 天。于 8 月 12 日开始下腹部疼痛拒按,自服抗生素无效,遂来就诊。现症:下腹部疼痛拒按,发热,带下量多,黄稠臭秽,大便溏,小便短赤。

查体:T 38.9℃,P 94 次/分,R 20 次/分,BP 100/70mmHg。神志清楚,痛苦面容,下腹压痛,轻度肌紧张,反跳痛阳性。舌红有瘀点,苔黄厚,脉弦滑。

妇科检查:外阴发育正常,阴道通畅,分泌物量多,色黄,味臭,子宫水平位,宫体稍大,活动度差,压痛明显,两侧附件片状增厚,压痛阳性。

辅助检查:血常规示白细胞 $19.6 \times 10^9/L$,中性粒细胞 93%。B 超示盆腔积液。

要求:根据上述摘要,在答题卡上完成书面分析。

【参考答案】

中医疾病诊断（2分）：带下病。

中医证候诊断（2分）：湿热瘀结证。

西医诊断（2分）：盆腔炎性疾病。

西医诊断依据（4分）：①患者有人流术史，术后阴道流血3天。②高热，下腹压痛，轻度肌紧张，反跳痛阳性。③妇科检查：外阴发育正常，阴道通畅，分泌物量多，色黄，味臭，子宫水平位，宫体稍大，活动度差，压痛明显，两侧附件片状增厚，压痛阳性。④辅助检查：血常规示白细胞总数、中性粒细胞增多。B超示盆腔积液。

中医治法（2分）：清热利湿，化瘀止痛。

方剂（2分）：仙方活命饮加薏苡仁、冬瓜仁。

药物组成、剂量及煎服法（2分）：白芷6g，贝母6g，防风6g，赤芍6g，当归尾6g，甘草6g，皂角刺6g，穿山甲6g，天花粉6g，乳香6g，没药6g，金银花9g，陈皮9g，薏苡仁9g，冬瓜仁9g。三剂，水煎服。日一剂，早晚分服。

西医治疗原则及方法（4分）：①药物治疗：抗生素。②手术治疗。

病案(例)摘要 38:

陈某,女,30 岁,已婚,教师。2016 年 5 月 24 日初诊。

患者于 3 天前感觉左乳房胀满、疼痛,逐渐加重。左乳房外侧红肿、触痛,范围约核桃大小,未予处理,逐渐增大,疼痛加重。昨日开始发热,食欲缺乏。现症:局部皮肤焮红灼热,疼痛剧烈,呈持续性搏动性疼痛,壮热不退,口渴喜饮。患者为初产妇,产后 1 个月,哺乳中。

查体:T 39.0℃,P 90 次/分,R 20 次/分,BP 130/85mmHg。左乳房外侧明显红肿,边界不清,范围约 4cm×4cm,触痛,波动感 (-)。左乳头、皮肤未见明显破损。左腋窝可触及质韧淋巴结 1 枚,约 1.5cm×1cm,轻度触痛。右乳房及右腋窝未见异常。舌质红,苔黄腻,脉弦数。

辅助检查:血常规示血红蛋白 120g/L,白细胞 $15.8×10^9$/L,中性粒细胞 86%。

要求:根据上述摘要,在答题卡上完成书面分析。

【参考答案】

中医疾病诊断（2分）：乳痈。

中医证候诊断（2分）：热毒炽盛证。

西医诊断（2分）：急性乳腺炎。

西医诊断依据（4分）：①患者左乳房外侧红肿、触痛，范围约核桃大小。②局部皮肤掀红灼热，疼痛剧烈，呈持续性搏动性疼痛。③左乳房外侧明显红肿，边界不清，范围约4cm×4cm，触痛，波动感（－）。左腋窝淋巴结肿大，轻度触痛。

中医治法（2分）：清热解毒，托里透脓。

方剂（2分）：五味消毒饮合透脓散。

药物组成、剂量及煎服法（2分）：金银花30g，野菊花12g，蒲公英12g，紫花地丁12g，紫背天葵子12g，皂角刺5g，黄芪12g，山甲（代用品）3g，川芎9g，当归6g。三剂，水煎服。日一剂，早晚分服。

西医治疗原则及方法（4分）：①一般治疗：患乳暂停哺乳，用吸乳器定时吸出乳汁，促使乳汁排出通畅。用胸罩托起乳房，患部行湿热敷，每次20～30分钟，每日3～4次。用淡盐温开水清洁乳头。②应用足量广谱抗菌药物，如青霉素、红霉素、头孢类抗生素等。③脓肿形成后，宜及时切开排脓。

病案(例)摘要39：

辛某，女，48岁，已婚，职员。2016年7月14日初诊。

患者3天来带下量多，呈灰黄色泡沫状，伴外阴及阴道口瘙痒，尿频、尿痛。现症：外阴瘙痒，头晕目胀，心烦口苦，胸胁、少腹胀痛，小便黄，大便秘结。

查体：T 37.2℃，P 95次/分，R 20次/分，BP 125/90mmHg。外阴皮肤有抓痕，阴道黏膜点状充血，后穹隆有多量灰黄色稀薄脓性分泌物。舌质红，苔黄腻，脉弦数。

辅助检查：取分泌物查滴虫阳性。

要求：根据上述摘要，在答题卡上完成书面分析。

【参考答案】

中医疾病诊断（2分）：带下病。

中医证候诊断（2分）：肝经湿热证。

西医诊断（2分）：阴道炎症（滴虫阴道炎）。

西医诊断依据（4分）：①患者3天来带下量多，呈灰黄色泡沫状，伴外阴及阴道口瘙痒、尿频、尿痛。②外阴皮肤有抓痕，阴道黏膜点状充血，后穹隆有多量灰黄色稀薄脓性分泌物。③取分泌物查滴虫阳性。

中医治法（2分）：清热利湿，杀虫止痒。

方剂（2分）：龙胆泻肝汤加减。

药物组成、剂量及煎服法（2分）：龙胆草6g，黄芩9g，栀子9g，泽泻12g，木通6g，当归3g，生地黄9g，柴胡6g，生甘草6g，车前子9g（包煎）。三剂，水煎服。日一剂，早晚分服。

西医治疗原则及方法（4分）：①全身用药：口服甲硝唑或替硝唑。②性伴侣的治疗：性伴侣应同时治疗。治愈前避免无保护性行为。

病案(例)摘要 40：

李某，女，6 岁。2019 年 4 月 15 日初诊。

患儿 4 天前在学校出现发热，最高体温达 39.5℃，流清涕。社区医院诊断为"急性上呼吸道感染"，予以治疗（具体不详）。体温每天波动在 37.6～39.5℃。2 天前，患儿手掌、足掌及臀部出现红色皮疹和小疱疹，精神不佳，进食减少，诉口腔疼痛，发热持续不退。现症：持续高热，烦躁口渴，口腔、手足、四肢、臀部疱疹，分布稠密，疹色紫暗，疱液混浊，口臭流涎，小便黄赤，大便秘结。

查体：T 38.8℃，P 118 次/分，R 38 次/分。双手掌、足掌及臀部散在斑丘疹和疱疹，皮疹周围有炎性红晕。口腔内多处疱疹，咽充血，扁桃体 Ⅰ 度肿大。舌红绛，苔黄厚腻，脉滑数。

辅助检查：血常规示血红蛋白 116g/L，红细胞 4.0×10^{12}/L，白细胞 6.2×10^{9}/L，中性粒细胞 0.37，淋巴细胞 0.63，血小板 295×10^{9}/L。

要求：根据上述摘要，在答题卡上完成书面分析。

【参考答案】

中医疾病诊断（2分）：手足口病。

中医证候诊断（2分）：湿热蒸盛证。

西医诊断（2分）：手足口病。

西医诊断依据（4分）：①患儿4天前出现发热，最高体温达39.5℃。2天前，患儿手掌、足掌及臀部出现红色皮疹和小疱疹。②持续高热，烦躁口渴，口腔、手足、四肢、臀部疱疹，分布稠密。③双手掌、足掌及臀部散在斑丘疹和疱疹，皮疹周围有炎性红晕。口腔内多处疱疹，咽充血，扁桃体Ⅰ度肿大。④血常规示淋巴细胞比值增多，其余无异常。

中医治法（2分）：清热凉营，解毒祛湿。

方剂（2分）：清瘟败毒饮加减。

药物组成、剂量及煎服法（2分）：生石膏24g（先煎），生地6g，乌犀角6g（水牛角代，先煎），真川连3g，生栀子6g，桔梗6g，黄芩6g，知母6g，赤芍6g，玄参6g，连翘6g，竹叶6g，甘草6g，丹皮6g。三剂，水煎服。日一剂，早晚分服。

西医治疗原则及方法（4分）：①一般治疗：注意隔离，避免交叉感染。适当休息，清淡饮食，做好口腔和皮肤护理。②对症治疗：高热者给予物理降温，必要时给予解热镇痛剂。

第二站　中医临证

一、中医望、闻、脉诊技术的操作

考查中医望、闻、脉诊技术的具体操作方法。每份试卷 1 题，每题 10 分，共 10 分。

1. 叙述并演示脉诊的操作方法，汇报诊查结果并说明其脉象特征及临床意义。

【参考答案】

①患者体位：患者应取正坐位或仰卧位，前臂自然向前平展，与心脏置于同一水平，手腕伸直，手掌向上，手指微微弯曲，在腕关节下面垫一松软的脉枕。

②医生指法：选指：用左手或右手的食指、中指和无名指三个手指指目诊察。诊脉者的手指指端要平齐，手指略呈弓形，与受诊者体表约呈45°为宜。布指：中指定关，先以中指按在掌后高骨内侧动脉处，然后食指按在关前定寸，无名指按在关后定尺。布指的疏密要与患者手臂长短与医生手指粗细相适应。定寸时可选取太渊穴所在位置，定尺时可考虑按寸到关的距离确定关到尺的长度以明确尺的位置。运指：运用指力的轻重、挪移及布指变化以体察脉象，常用的指法有举、按、寻、循、总按和单诊等，注意诊察患者的脉位（浮沉、长短）、脉次（至数与均匀度）、脉形（大小、软硬、紧张度等）、脉势（强弱与流利度）及左右手寸关尺各部表现。

③平息：一方面，医生保持呼吸调匀，清心宁神，可以自己的呼吸计算病人的脉搏至数；另一方面，平息有利于医生思想集中，可以仔细地辨别脉象。

④切脉时间：一般每次诊脉每手应不少于1分钟，两手以3分钟左右为宜。诊脉时应注意每次诊脉的时间至少应在五十动。

⑤脉象特征及临床意义应根据实际情况分析。

2. 叙述并演示舌诊的操作方法，汇报诊查结果并说明其舌象特征及临床意义。

【参考答案】

①医者的姿势可略高于病人，保证视野平面略高于病人的舌面，以便俯视舌面。②注意光线必须直接照射于舌面，使舌面明亮，以便于正确进行观察。③先察舌质，再察舌苔。察舌质时先察舌色，再察舌形，次察舌态。察舌苔时，先察苔色，再察苔质，次察舌苔分布。对舌分部观察时，先看舌尖，再看舌中舌边，最后观察舌根部。④望舌时做到迅速敏捷，全面准确，时间不可太长，一般不宜超过30秒。若一次望舌判断不准确，可让病人休息3~5分钟后重新望舌。⑤对病人伸舌时不符合要求的姿势，医生应予以纠正。⑥当舌苔过厚，或者出现与病情不相符合的苔质、苔色时，为确定其有根、无根，或是否染苔等，可结合揩舌或刮舌法，也可直接询问患者在望舌前的饮食、服用药物等情况，以便正确判断。⑦望舌过程中还可穿插对舌部味觉、感觉等情况的询问，以便全面掌握舌诊资料。⑧观察舌下络脉：嘱病人尽量张口，舌尖向上腭方向翘起并轻轻抵于上腭，舌体自然放松，勿用力太过，使舌下络脉充分暴露。首先观察舌系带两侧大络脉的颜色、长短、粗细，有无怒张、弯曲等异常改变，然后观察周围细小络脉的颜色和形态有无异常。⑨舌象特征及其临床意义应根据实际情况分析。

3. 叙述并演示望小儿食指络脉的操作方法。

【参考答案】

让家长抱小儿于光线明亮处，医生用左手拇指和食指握住小儿食指末端，以右手拇指在小儿食指掌侧前缘从指尖向指根部推擦数次，即从命关向气关、风关直推，络脉愈推愈明显，直至医者可以看清络脉为止，注意用力要适中，以络脉可以显见为宜。病重患儿，络脉十分显著，不推即可观察。观察络脉显现部位的浅深（浮沉）及所在食指的位置，络脉的形状（络脉支数的多少、络脉的粗细等）、色泽（红、紫、青、黑）及淡滞（浅淡、浓滞）。正常小儿食指络脉的表现：浅红微黄，隐现于风关之内，既不明显浮露，也不超出风关。对小儿异常食指络脉的观察，应注意其沉浮、颜色、长短、形状四个方面的变化。

4. 叙述并演示尺肤诊的操作方法。

【参考答案】

按尺肤时受检者可采取坐位或仰卧位。诊左尺肤时，医生用右手握住病人上臂近肘处，左手握住病人手掌，同时向桡侧转前臂，使前臂内侧面向上平放，尺肤部充分暴露，医生用指腹或手掌平贴尺肤处并上下滑动来感觉尺肤的寒热、滑涩、缓急（紧张度）。诊右尺肤时，医生操作手法同上，左、右手置换位置，方向相反。

5. 叙述并演示望神的内容和意义。

【参考答案】

　　首先，应观察眼睛的明亮度；其次，应观察眼球的运动度。具体操作时医者可将食指竖立在患者眼前，并嘱患者眼睛随医者的食指做上下左右移动。若患者眼球移动灵活是有神的表现，反之，若移动迟钝或不能移动均为失神的表现。然后，观察患者思维意识是否正常，有无神志不清或模糊、昏迷或昏厥等。精神状态是否正常，有无精神不振、萎靡、烦躁、错乱等；观察患者面部表情是丰富自然还是淡漠无情，有无痛苦、呆钝等表现。最后得出患者得神、少神、失神或假神等结论。

6. 叙述并演示脉诊时对病人的坐姿要求。

【参考答案】

患者取正坐位或仰卧位，前臂自然向前平展，与心脏置于同一水平，手腕伸直，手掌向上，手指微微弯曲，在腕关节下面垫一松软的脉枕，使寸口部位充分伸展，局部气血畅通，便于诊察脉象。

二、针灸常用腧穴定位

考查针灸腧穴体表定位。本类考题与中医临床技术操作结合作答。每份试卷 1 题，每题 10 分，共 10 分。

三、中医临床技术操作

考查针灸、拔罐、推拿等临床技术操作。本类考题与针灸常用腧穴定位结合作答。每份试卷 1 题，每题 10 分，共 10 分。

1. 男性，32 岁。鼻渊反复发作 2 个月。拟取风池、迎香等穴施治。

答题要求：叙述风池、迎香的定位，并在被检者身上取穴；在模型上行单手进针法刺风池穴。

【参考答案】

风池：在颈后区，枕骨之下，胸锁乳突肌上端与斜方肌上端之间的凹陷中。

迎香：在面部，鼻翼外缘中点旁，鼻唇沟中。

单手进针法：①风池穴处皮肤、医生双手常规消毒。②拇、食指持针，中指指腹抵住针身下段，使中指指端比针尖略长出或齐平。③中指指端紧抵风池穴处皮肤。④拇、食指向下用力按压刺入，中指随之屈曲，快速向鼻尖方向斜刺 0.8 ~ 1.2 寸，刺入时应保持针身直而不弯。

2. 女性，36 岁。月经不调 1 月余。拟取中极、三阴交等穴施治。

答题要求：叙述中极、三阴交的定位，并在被检者身上取穴；在模型上行舒张进针法刺中极穴。

【参考答案】

中极：在下腹部，脐中下 4 寸，前正中线上。

三阴交：在小腿内侧，内踝尖上 3 寸，胫骨内侧缘后际。

舒张进针法：①中极穴皮肤，医生双手常规消毒。②以押手拇、食指或食、中指把中极穴处皮肤向两侧轻轻撑开，使之绷紧，两指间的距离要适当。③刺手拇、食、中指三指指腹持针。④于押手两指间的腧穴处迅速直刺 1 ~ 1.5 寸。

3. 男性，42岁。胁痛2个月。拟取支沟、阳陵泉等穴施治。

答题要求：叙述支沟、阳陵泉的定位，并在被检者身上取穴；在模型上行单手进针法刺阳陵泉穴，并配合摇法。

【参考答案】

支沟：在前臂后区，腕背侧远端横纹上3寸，尺骨与桡骨间隙中点。

阳陵泉：在小腿外侧，腓骨头前下方凹陷中。

单手进针法、摇法：①阳陵泉穴处皮肤、医生双手常规消毒。②拇、食指持针，中指指腹抵住针身下段，使中指指端比针尖略长出或齐平。③中指指端紧抵阳陵泉穴处皮肤。④拇、食指向下用力按压刺入，中指随之屈曲，快速直刺1～1.5寸，刺入时应保持针身直而不弯。⑤手持针柄，如摇辘轳状呈划圈样摇动，或如摇橹状进行前后/左右的摇动。⑥反复摇动数次。

4. 男性，62岁。下肢痿痹2年。拟取太冲、环跳等穴施治。

答题要求：叙述太冲、环跳的定位，并在被检者身上取穴；在模型上行夹持进针法刺环跳穴。

【参考答案】

太冲：在足背，第1、2跖骨间，跖骨底结合部前方凹陷中，或触及动脉搏动。

环跳：在臀区，股骨大转子最凸点与骶管裂孔连线的外1/3与内2/3交点处。

夹持进针法：①环跳穴皮肤、医生双手常规消毒。②押手拇、食指持消毒干棉球裹住针身下段，以针尖端露出0.3~0.5cm为宜；刺手拇、食、中三指指腹夹持针柄，使针身垂直。③将针尖固定在腧穴皮肤表面，刺手捻转针柄，押手下压，双手配合，同时用力，迅速将针刺入腧穴皮下2~3寸。

5. 女性，42岁。咽喉肿痛10天。拟取大椎、外关等穴施治。

答题要求：叙述大椎、外关的定位，并在被检者身上取穴；在模型上行温和灸外关穴。

【参考答案】

大椎：在脊柱区，第 7 颈椎棘突下凹陷中，后正中线上。

外关：在前臂后区，腕背侧远端横纹上 2 寸，尺骨与桡骨间隙中点。

温和灸：①选取仰卧位，充分暴露外关穴。②选用纯艾卷，将其一端点燃。③术者手持艾卷的中上部，将艾卷燃烧端对准外关穴，距腧穴皮肤 2～3cm 进行熏烤，艾卷与施灸处皮肤的距离应保持相对固定。④灸至局部皮肤出现红晕，有温热感而无灼痛为度，一般每穴灸 10～15 分钟。⑤灸毕熄灭艾火。

6. 男性，28 岁。便秘 1 周。拟取合谷、足三里等穴施治。

答题要求：叙述合谷、足三里的定位，并在被检者身上取穴；在模型上行单手进针法刺足三里穴，并配合提插法。

【参考答案】

合谷：在手背，第 2 掌骨桡侧的中点处。

足三里：在小腿外侧，犊鼻下 3 寸，犊鼻与解溪连线上。

单手进针法、提插法：①足三里穴处皮肤、医生双手常规消毒。②拇、食指持针，中指指腹抵住针身下段，使中指指端比针尖略长出或齐平。③中指指端紧抵足三里穴处皮肤。④拇、食指向下用力按压刺入，中指随之屈曲，快速将针直刺 1~2 寸，刺入时应保持针身直而不弯。⑤反复地上提下插。

7. 女性，40 岁。胃痛 4 天。拟取内关、胃俞等穴施治。

答题要求：叙述内关、胃俞的定位，并在被检者身上取穴；在模型上行隔姜灸胃俞穴。

【参考答案】

内关：在前臂前区，腕掌侧远端横纹上 2 寸，掌长肌腱与桡侧腕屈肌腱之间。

胃俞：在脊柱区，第 12 胸椎棘突下，后正中线旁开 1.5 寸。

隔姜灸：①切取生姜片，每片直径 2～3cm，厚 0.2～0.3cm，中间以针刺数孔。②选取俯卧位，充分暴露胃俞穴。③将姜片置于胃俞穴上，把艾炷置于姜片中心，点燃艾炷尖端，任其自燃。④如患者感觉局部灼痛不可耐受，术者可用镊子将姜片一侧夹住端起，稍待片刻，重新放下再灸。⑤艾炷燃尽，除去艾灰，更换艾炷，依前法再灸。施灸数壮后，姜片焦干萎缩时，应更换新的姜片。⑥一般每穴灸 6～9 壮，至局部皮肤潮红而不起疱为度。灸毕去除姜片及艾灰。

8. 男性，45 岁。小便频数 7 天。拟取太溪、照海等穴施治。

答题要求：叙述太溪、照海的定位，并在被检者身上取穴；在模型上行平补平泻法刺太溪穴。

【参考答案】

太溪：在踝区，内踝尖与跟腱之间的凹陷中。

照海：在踝区，内踝尖下 1 寸，内踝下缘边际凹陷中。

平补平泻法：①直刺 0.5~0.8 寸，针下得气。②施予均匀的提插、捻转手法，即每次提插的幅度、捻转的角度要基本一致，频率适中，节律和缓，针感强弱适当。

9. 男性，53 岁。口眼歪斜 3 天。拟取风池、列缺等穴施治。

答题要求：叙述风池、列缺的定位，并在被检者身上取穴；在模型上行单手进针法刺列缺穴，并配合迎随泻法。

【参考答案】

风池：在颈后区，枕骨之下，胸锁乳突肌上端与斜方肌上端之间的凹陷中。

列缺：在前臂，腕掌侧远端横纹上1.5寸，拇短伸肌腱与拇长展肌腱之间，拇长展肌腱沟的凹陷中。

单手进针法、迎随泻法：①列缺穴处皮肤、医生双手常规消毒。②拇、食指持针，中指指腹抵住针身下段，使中指指端比针尖略长出或齐平。③中指指端紧抵列缺穴处皮肤。④拇、食指向下用力按压刺入，中指随之屈曲，进针时，针尖迎着经脉循行来的方向，快速向肘部斜刺0.5~0.8寸，刺入时应保持针身直而不弯。

10. 女性，33 岁。咳嗽，鼻塞 5 天。拟取孔最、肺俞等穴施治。

答题要求：叙述孔最、肺俞的定位，并在被检者身上取穴；在模型上对孔最穴行刮法。

【参考答案】

孔最：在前臂前区，腕掌侧远端横纹上7寸，尺泽与太渊连线上。

肺俞：在脊柱区，第3胸椎棘突下，后正中线旁开1.5寸。

刮法：①直刺0.5~1.0寸。②用拇指指腹或食指指腹轻轻抵住针尾。③用食指指甲或拇指指甲或中指指甲频频刮动针柄。可由针根部自下而上刮，也可由针尾部自上而下刮，使针身产生轻度震颤。④反复刮动数次。

11. 女性，33岁。皮肤瘙痒间歇性发作1月余。拟取血海、膈俞等穴施治。

答题要求：叙述血海、膈俞的定位，并在被检者身上取穴；在模型上行三棱针点刺膈俞穴。

【参考答案】

血海：在股前区，髌底内侧端上2寸，股内侧肌隆起处。

膈俞：在脊柱区，第7胸椎棘突下，后正中线旁开1.5寸。

三棱针法：①嘱患者取俯卧位，充分暴露膈俞穴。②医者戴消毒手套。③在膈俞穴及其周围，轻轻地推、揉、挤、捋，使局部充血。④膈俞穴处皮肤常规消毒。⑤医者用一手固定膈俞穴处皮肤，另一手持针，露出针尖3~5mm，对准膈俞穴快速刺入，迅速出针。一般刺入2~3mm。⑥轻轻挤压针孔周围，使之适量出血或出黏液。⑦用消毒干棉球按压针孔，可在膈俞穴处贴敷创可贴。

12. 女性，26 岁。风疹反复发作 3 个月。拟取大椎、曲池等穴施治。

答题要求：叙述大椎、曲池的定位，并在被检者身上取穴；在模型上对大椎穴行刺络拔罐法。

【参考答案】

大椎：在脊柱区，第 7 颈椎棘突下凹陷中，后正中线上。

曲池：在肘区，尺泽与肱骨外上髁连线的中点处。

刺络拔罐法：①嘱患者取俯卧位，充分暴露大椎穴。②选择大小适宜的玻璃罐备用。③医者戴消毒手套，用碘伏消毒大椎穴处皮肤，持三棱针（或一次性注射针头）点刺局部出血，或用皮肤针叩刺出血。④用闪火法留罐，留置 5 ~ 15 分钟后起罐。⑤起罐时不能迅猛，避免罐内污血喷射而污染周围环境。用消毒棉签清理皮肤上残存血液，清洗火罐后进行消毒处理。

13. 女性，56 岁。急性腰扭伤 1 天。拟取腰痛点、大肠俞等穴施治。

答题要求：叙述腰痛点、大肠俞的定位，并在被检者身上取穴；在模型上行指切进针法刺腰痛点穴。

【参考答案】

腰痛点：在手背，第2、3掌骨间及第4、5掌骨间，腕背侧远端横纹与掌指关节的中点处，一手2穴。

大肠俞：在脊柱区，第4腰椎棘突下，后正中线旁开1.5寸。

指切进针法：①腰痛点处皮肤、医生双手常规消毒。②押手拇指或食指指甲切掐腰痛点穴处皮肤。③刺手拇、食、中指三指指腹持针。④将针身紧贴押手指甲缘快速刺入，直刺0.3~0.5寸。

14. 女性，62 岁。头痛，眩晕 2 天。拟取印堂、四神聪等穴施治。

答题要求：叙述印堂、四神聪的定位，并在被检者身上取穴；在模型上行提捏进针法刺印堂穴。

【参考答案】

印堂：在头部，两眉毛内侧端中间的凹陷中。

四神聪：在头部，百会前后左右各旁开 1 寸，共 4 穴。

提捏进针法：①印堂穴处皮肤、医生双手常规消毒。②押手拇、食指轻轻提捏印堂穴近旁的皮肉，提捏的力度大小要适当。③刺手拇、食、中指三指指腹持针。④平刺 0.3 ~ 0.5 寸。

围绕主诉，采集现病史及相关病史。每份试卷 1 题，每题 10 分，共 10 分。

1. 患者，男，28 岁。突然仆倒，四肢抽搐 1 小时。

【参考答案】

（1）现病史

1）根据主诉了解从发病到就诊前疾病的发生、发展变化、诊治经过及相关的鉴别诊断。

①询问发病时间、起病缓急、病因和诱因。

②了解仆倒、抽搐的持续时间、加重与缓解因素。

③询问发作前有无眩晕、胸闷，发病时有无吐涎、吼叫、半身不遂、口眼歪斜等伴随症状，询问饮食、睡眠、二便及体重变化等情况。

④结合中医十问了解目前疾病的情况。

2）诊疗经过

①是否到医院诊治，是否做过脑电图等检查。

②用过何种药物治疗，效果如何。

（2）相关病史

1）与该病有关的其他病史：家族史、发作史、高血压、心脏病、糖尿病、烟酒史等。

2）食物、药物过敏史。

2. 患者，男，22 岁。咽部不适，伴鼻塞流涕 1 天。

【参考答案】

（1）现病史

1）根据主诉了解从发病到就诊前疾病的发生、发展变化、诊治经过及相关的鉴别诊断。

①询问发病的时间、病因和诱因。

②了解咽部不适、鼻塞流涕的持续时间、加重及缓解因素。

③是否有头痛、发热、咳嗽、咳痰等伴随症状，询问饮食、睡眠与二便等情况。

④结合中医十问了解目前疾病的情况。

2）诊疗经过

①是否到医院就诊，是否做过血常规、病毒分离等检查。

②用过何种药物治疗，效果如何。

（2）相关病史

1）与该病有关的其他病史：传染病患者接触史、预防接种史等。

2）药物、食物过敏史。

3. 患者，男，45 岁。关节灼痛 1 个月。

【参考答案】

（1）现病史

1）根据主诉了解从发病到就诊前疾病的发生、发展变化、诊治经过及相关的鉴别诊断。

①询问发病时间、病因和诱因。

②了解灼痛的部位、程度、持续时间、加重与缓解因素。

③是否有发热、乏力、体重下降等伴随症状，询问饮食、睡眠及二便等情况。

④结合中医十问了解目前疾病的情况。

2）诊疗经过

①是否到医院诊治，是否做过 X 线、CT 等检查。

②用过何种药物治疗，效果如何。

（2）相关病史

1）与该病有关的其他病史：痛风、滑膜炎、外伤史等。

2）食物、药物过敏史。

4. 患者，女，35 岁。反复眩晕 1 年，加重 3 天。

【参考答案】

（1）现病史

1）根据主诉了解从发病到就诊前疾病的发生、发展变化、诊治经过及相关的鉴别诊断。

①询问发病时间、起病缓急、病因和诱因。

②了解眩晕的程度、持续时间、加重与缓解因素。

③是否有头痛、颈项板紧、疲劳、心悸等伴随症状，询问饮食、睡眠、二便等情况。

④结合中医十问了解目前疾病的情况。

2）诊疗经过

①是否到医院诊治，是否做过血生化、心电图、脑电图等检查。

②用过何种药物治疗，效果如何。

（2）相关病史

1）与该病有关的其他病史：高血压、低血糖、脑动脉硬化症、月经史、既往生育史等。

2）食物、药物过敏史。

5. 患者，女，26 岁。咯血、潮热、盗汗 1 个月。

【参考答案】

（1）现病史

1）根据主诉了解从发病到就诊前疾病的发生、发展变化、诊治经过及相关的鉴别诊断。

①询问发病时间、起病缓急、病因和诱因。

②了解咯血、潮热、盗汗的程度、持续时间、加重与缓解因素。

③是否有消瘦、乏力、食欲不振、呼吸困难、胸痛等伴随症状，询问饮食、睡眠、二便及体重变化等情况。

④结合中医十问了解目前疾病的情况。

2）诊疗经过

①是否到医院诊治，是否做过结核分枝杆菌、胸部 X 线等检查。

②用过何种药物治疗，效果如何。

（2）相关病史

1）与该病有关的其他病史：与排菌肺结核患者密切接触史、卡介苗接种史、其他慢性肺部疾病史、月经史、既往生育史。

2）食物、药物过敏史。

6. 患者，男，30 岁。反复胸痛 2 年，加重 1 个月。

【参考答案】

（1）现病史

1）根据主诉了解从发病到就诊前疾病的发生、发展变化、诊治经过及相关的鉴别诊断。

①询问发病时间、起病缓急、病因和诱因。

②了解胸痛的性质（胀痛、刺痛、挈痛等）、程度、持续时间、加重与缓解因素。

③是否有胸闷、头晕、发热、咳嗽、咳痰等伴随症状，询问饮食、睡眠及二便情况。

④结合中医十问了解目前疾病的情况。

2）诊疗经过

①是否到医院诊治，是否做过胸部X线、肺功能等检查。

②用过何种药物治疗，效果如何。

（2）相关病史

1）与该病有关的其他病史：冠状动脉粥样硬化性心脏病家族史、心脏病、肺部疾病、烟酒史等。

2）药物、食物过敏史。

7. 患者，男，28岁。转移性右下腹疼痛2天。

【参考答案】

（1）现病史

1）根据主诉了解从发病到就诊前疾病的发生、发展变化、诊治经过及相关的鉴别诊断。

①询问发病时间、起病缓急、病因和诱因。

②了解腹痛的性质、程度、持续时间、加重与缓解因素。

③是否有恶心呕吐、发热、头晕、头痛、乏力等伴随症状，询问饮食、睡眠、二便及腹部体征情况。

④结合中医十问了解目前疾病的情况。

2）诊疗经过

①是否到医院诊治，是否做过血常规、尿常规、钡灌肠等检查。

②用过何种药物治疗，效果如何。

（2）相关病史

1）与该病有关的其他病史：泌尿系结石、胃及十二指肠溃疡、饮食史、烟酒史等。

2）食物、药物过敏史。

8. 患者，女，30 岁。产后 3 天，寒战高热 2 小时。

【参考答案】

（1）现病史

1）根据主诉了解从发病到就诊前疾病的发生、发展变化、诊治经过及相关的鉴别诊断。

①询问发病时间、起病缓急、病因和诱因。

②了解发热的性质（稽留热、弛张热、间歇热等）、程度、持续时间、加重与缓解因素。③是否有头痛、呕吐或昏迷、关节痛等伴随症状，询问饮食、睡眠、二便、腹部体征等情况。

④结合中医十问了解目前疾病的情况。

2）诊疗经过

①是否到医院诊治，是否做过 B 超、CT 等检查。

②用过何种药物治疗，效果如何。

（2）相关病史

1）与该病有关的其他病史：月经史、既往生育史、感染病史等。

2）食物、药物过敏史。

9. 患者，男，35 岁。咳嗽、咽痛、咳黄痰 3 天。

【参考答案】

（1）现病史

1）根据主诉了解从发病到就诊前疾病的发生、发展变化、诊治经过及相关的鉴别诊断。

①询问发病时间、起病缓急、病因和诱因。

②了解咳嗽的程度、持续时间、加重与缓解因素。

③是否有头痛、发热、乏力、胸闷、腹痛等伴随症状，询问饮食、睡眠及二便情况。

④结合中医十问了解目前疾病的情况。

2）诊疗经过

①是否到医院诊治，是否做过肺部 X 线、肺功能等检查。

②用过何种药物治疗，效果如何。

（2）相关病史

1）与该病有关的其他病史：慢性肺部疾病、传染病患者接触史、工作性质及环境、烟酒史等。

2）药物、食物过敏史。

10. 患者，女，18 岁。恶寒、发热 1 天。

【参考答案】

（1）现病史

1）根据主诉了解从发病到就诊前疾病的发生、发展变化、诊治经过及相关的鉴别诊断。

①询问发病时间、起病缓急、病因和诱因。

②了解恶寒发热的程度、持续时间、加重与缓解因素。

③是否有头痛、咳嗽、咽痒、流涕等伴随症状，询问饮食、睡眠及二便、腹部体征等情况。

④结合中医十问了解目前疾病的情况。

2）诊疗经过

①是否到医院诊治，是否做过血常规、病毒分离等检查。

②用过何种药物治疗，效果如何。

（2）相关病史

1）与该病有关的其他病史：传染病患者接触史、预防接种史、月经史等。

2）食物、药物过敏史。

11. 患者，男，77 岁。四肢痿软无力，不能随意运动 1 年。

【参考答案】

（1）现病史

1）根据主诉了解从发病到就诊前疾病的发生、发展变化、诊治经过及相关的鉴别诊断。

①询问发病时间、起病缓急、病因和诱因。

②了解四肢痿软的程度、持续时间、加重与缓解因素。

③是否有发热、心烦、咽干耳鸣、腰脊酸软等伴随症状，询问饮食、睡眠、二便情况。

④结合中医十问了解目前疾病的情况。

2）诊疗经过

①是否到医院诊治，是否做过酶学检查、肌电图、CT 等检查。

②用过何种药物治疗，效果如何。

（2）相关病史

1）与该病有关的其他病史：重症肌无力、肌营养不良、烟酒史等。

2）药物、食物过敏史。

12. 患儿，男，1岁。大便次数增多1天。

【参考答案】

（1）现病史

1）根据主诉了解从发病到就诊前疾病的发生、发展变化、诊治经过及相关的鉴别诊断。

①询问发病时间、起病缓急、病因和诱因。

②了解每日大便的性质、次数、加重与缓解因素。

③是否有呕吐、食欲低下、尿少、眼窝凹陷等伴随症状，询问饮食、睡眠及腹部体征情况。

④结合中医十问了解目前疾病的情况。

2）诊疗经过

①是否到医院诊治，是否做过大便常规、血常规、大便培养等检查。

②用过何种药物治疗，效果如何。

（2）相关病史

1）与该病有关的其他病史：过敏性腹泻、肠炎、喂养史、感染病史等。

2）食物、药物过敏史。

第三部分　中医临床答辩

一、疾病的辨证施治

考查疾病的病证鉴别、诊断依据、辨证要点、治疗原则、证治分类等。本类考题与本部分第二、三、四考题 4 选 1 抽题作答，每题 5 分，共 5 分。

1. 患者，女，42岁。寐则汗出，虚烦少寐，五心烦热，形体消瘦，月经不调。舌质红少津，少苔，脉细数。请根据症状做出疾病、证型诊断，并拟出治法、方药。

【参考答案】

疾病诊断：盗汗。

证型诊断：阴虚火旺证。

治法：滋阴降火。

方药：当归六黄汤加减。

2. 叙述水肿的治疗原则。

【参考答案】

　　水肿的治疗，《素问·汤液醪醴论》提出"开鬼门""洁净府""去菀陈莝"三条基本原则，具体应用视阴阳虚实不同而异。阳水以祛邪为主，应予发汗、利水或攻逐，同时配合清热解毒、理气化湿等法；阴水当以扶正为主，健脾、温肾，同时配以利水、养阴、活血、祛瘀等法。对于虚实夹杂者，则当兼顾，或先攻后补，或攻补兼施。

3. 患者，男，35 岁。突感头痛，痛连项背，恶风畏寒，遇风受寒加重，喜裹头，口不渴，鼻塞，流清涕。舌苔薄白，脉浮紧。请根据症状做出疾病、证型诊断，并拟出治法、方药。

【参考答案】

疾病诊断：头痛。

证型诊断：风寒头痛。

治法：疏风散寒止痛。

方药：川芎茶调散加减。

4. 叙述呕吐的治疗原则。

【参考答案】

根据呕吐胃失和降，胃气上逆的基本病机，其治疗原则为和胃降逆止呕。应分虚实辨证论治，实者重在祛邪，分别施以解表、消食、化痰、理气、解郁之法。虚者重在扶正，分别施以益气、温阳、养阴之法。虚实并见者，当审其标本缓急主次而治之。

5. 患者，男，65 岁。不寐多梦，甚则彻夜不眠，急躁易怒，伴头晕头胀，目赤耳鸣，口干而苦，不思饮食，便秘溲赤，舌红苔黄，脉弦而数。请根据症状做出疾病、证型诊断，并拟出治法、方药。

【参考答案】

疾病诊断：不寐。

证型诊断：肝火扰心证。

治法：疏肝泻火，镇心安神。

方药：龙胆泻肝汤加减。

二、针灸常用腧穴主治病证

考查针灸常用腧穴的主治病证。本类考题与本部分第一、三、四考题 4 选 1 抽题作答，每题 5 分，共 5 分。

1. 回答十宣、中脘的主治病证。

1. 回答十宣、中脘的主治病证。

【参考答案】

十宣：①中风、昏迷、晕厥等神志病；②中暑、高热等急症；③咽喉肿痛；④手指麻木。

中脘：①胃痛、呕吐、完谷不化、食欲不振、腹胀、泄泻、小儿疳积等脾胃病证；②癫痫、不寐等神志病；③黄疸。

2. 回答三阴交、地机的主治病证。

【参考答案】

三阴交：①肠鸣、腹胀、泄泻、便秘等脾胃肠病证；②月经不调、经闭、痛经、带下、阴挺、不孕、滞产等妇产科病证；③心悸、不寐、癫狂等心神病证；④小便不利、遗尿、遗精、阳痿等生殖泌尿系统病证；⑤下肢痿痹；⑥湿疹、荨麻疹等皮肤病证；⑦阴虚诸证。

地机：①痛经、崩漏、月经不调、癥瘕等妇科病证；②腹胀、腹痛、泄泻等脾胃肠病证；③小便不利，水肿，遗精；④下肢痿痹。

3. 回答风池、丰隆的主治病证。

【参考答案】

风池：①头痛、眩晕、失眠、中风、癫痫等内风所致的病证；②恶寒、热病、口眼歪斜等外风所致的病证；③目赤肿痛、视物不明、鼻塞、衄血、咽痛等五官病证；④颈项强痛。

丰隆：①头痛、眩晕等头部病证；②癫狂；③哮喘、咳嗽、痰多等肺系病证；④下肢痿痹。

4. 回答阳陵泉、气海的主治病证。

【参考答案】

阳陵泉：①黄疸、胁痛、口苦、呕吐等胆腑病证；②膝髌肿痛、下肢痿痹、肩痛等筋病；③小儿惊风。

气海：①中风脱证、虚劳羸瘦、脱肛、阴挺等气虚病证；②水谷不化、绕脐疼痛、腹泻、便秘等肠腑病证；③癃闭、遗尿等泌尿系病证；④遗精、阳痿、疝气等男科病证；⑤月经不调、痛经、闭经、崩漏、带下、不孕等妇科病证；⑥保健要穴。

5. 回答后溪、公孙的主治病证。

【参考答案】

后溪：①头项强痛、腰背痛、手指及肘臂挛痛等痛证；②耳聋，目赤、咽喉肿痛等五官病证；③癫狂痫等神志病证；④疟疾。

公孙：①胃痛、呕吐、腹痛、腹胀、痢疾等脾胃病证；②心烦、不寐、狂证等神志病证；③逆气里急、气上冲心（奔豚气）等冲脉病证。

6. 回答足三里、大陵的主治病证。

【参考答案】

足三里：①胃痛、呕吐、肠痈、腹胀、腹泻、痢疾、便秘等脾胃肠病证；②膝痛、下肢痿痹、中风瘫痪等下肢病证；③不寐、癫狂等神志病；④乳痈；⑤气喘，痰多；⑥虚劳诸证，为强壮保健要穴。

大陵：①心痛，心悸，胸胁满痛等心胸疾病；②胃痛、呕吐、口臭等胃腑病证；③喜笑悲恐、癫狂痫等神志病证；④手、臂挛痛。

三、针灸异常情况处理

考查针灸异常情况的处理步骤和注意事项。本类考题与本部分第一、二、四考题 4 选 1 抽题作答，每题 5 分，共 5 分。

三、针灸异常情况处理

考查针灸异常情况的处理步骤和注意事项。本类考题与本部分第一、二、四考题 4 选 1 抽题作答，每题 5 分，共 5 分。

1. 叙述晕针的处理方式。

【参考答案】

①立即停针、起针。②平卧、宽衣、保暖。③症状轻者静卧休息，给予温开水或糖水，即可恢复。④在上述处理的基础上，可针刺人中、素髎、内关、涌泉、足三里等穴，或温灸百会、气海、关元等。尤其是艾灸百会，对晕针有较好的疗效，可用艾条于百会穴上悬灸，至知觉恢复，症状消退。⑤经以上处理，仍不省人事，呼吸细微，脉细弱者，要及时配合现代急救处理措施，如人工呼吸等。轻者，经前三个步骤处理即可渐渐恢复；重者，应及时进行后两个步骤。

2. 叙述针灸引发血肿的处理方式。

【参考答案】

①微量的皮下出血，局部小块青紫时，一般不必处理，可待其自行消退；②局部肿胀疼痛较剧，青紫面积大而且影响到功能活动时，可先做冷敷止血，再做热敷或在局部轻轻揉按，以促使瘀血消散吸收。

3. 叙述断针的处理方式。

【参考答案】

（1）嘱患者不要惊慌乱动，令其保持原有体位，以免针体向肌肉深层陷入。

（2）根据针体残端位置的不同采用不同的方法将针取出：①若针体残端尚有部分露在体外，可用手或镊子取出；②若残端与皮肤面相平或稍低，尚可见到残端时，可用手向下挤压针孔两旁皮肤，使残端露出体外，再用镊子取出；③若断针残端全部没入皮内，但距离皮下不远，而且断针下还有强硬的组织（如骨骼）时，可由针旁外面向下轻压皮肤，利用该组织将针顶出；④若断针下面为软组织，可将该部肌肉捏住，将断针残端向上托出；⑤断针完全陷没在皮肤之下，无法取出者，应在 X 线下定位，手术取出；⑥如果断针在重要脏器附近，或患者有不适感觉及功能障碍时，应立即采取外科手术方法处理。

4. 叙述滞针的处理方式。

【参考答案】

（1）因病人精神紧张，局部肌肉过度收缩所致者，应采用：①适当延长留针时间。②在滞针穴位附近，运用循按或弹柄法。③在附近再刺一针。

（2）因行针手法不当，单向捻转太过所致者，应采用：①向相反的方向将针捻回。②配合弹柄法、刮柄法或循按法，促使肌纤维放松。

5. 叙述针灸引发外周神经损伤的处理方式。

【参考答案】

①立刻停止针刺，勿继续提插捻转，应缓慢轻柔出针。②损伤严重者，可在相应经络腧穴上进行 B 族维生素类药物穴位注射；根据病情需要或可应用激素冲击疗法以对症治疗。③可进行理疗、局部热敷或中药治疗等。

四、常见急性病症的针灸治疗

考查针灸治疗常见急性病症的治法、主穴、配穴等内容。本类考题与本部分第一、二、三考题 4 选 1 抽题作答，每题 5 分，共 5 分。

1. 叙述针灸治疗偏头痛的治法、主穴。

【参考答案】
治法：疏泄肝胆，通经止痛。取手足少阳、足厥阴经穴以及局部穴为主。
主穴：率谷、阿是穴、风池、外关、足临泣、太冲。

2. 叙述针灸治疗落枕的治法、主穴及气滞血瘀的配穴。

【参考答案】

治法：疏经活络，调和气血。取局部阿是穴和手太阳、足少阳经穴为主。

主穴：外劳宫、天柱、阿是穴。

配穴：气滞血瘀配内关、合谷。

3. 叙述针灸治疗牙痛的主穴，胃火牙痛的配穴。

【参考答案】

主穴：合谷、颊车、下关。

配穴：胃火牙痛配内庭、二间。

4. 叙述针灸治疗腹痛的治法、主穴及饮食停滞的配穴。

【参考答案】

治法：和胃调肠，缓急止痛。取足阳明、足太阴经穴及相应脏腑募穴为主。

主穴：中脘、天枢、足三里、三阴交。

配穴：饮食停滞配下脘、梁门。

5. 叙述针灸治疗高热的主穴，热入营血的配穴。

【参考答案】

主穴：大椎、曲池、合谷、十二井穴或十宣穴。

配穴：热入营血配血海、内关。

6. 叙述针灸治疗心悸的主穴，痰火扰心的配穴。

【参考答案】
主穴：内关、神门、郄门、心俞、巨阙。
配穴：痰火扰心配尺泽、丰隆。

第三站　西医临床

考查西医体格检查的具体操作方法。每份试卷 1 题，每题 10 分，共 10 分。

1. 演示浅表淋巴结触诊顺序、巴宾斯基征的检查方法。

【参考答案】

（1）浅表淋巴结触诊顺序：耳前、耳后、乳突区、枕骨下区、颌下、颏下、颈后三角、颈前三角、锁骨上窝、腋窝、滑车上、腹股沟、腘窝等。检查时如发现有肿大的淋巴结，应记录其部位、数目、大小、质地、移动度，表面是否光滑，有无粘连，局部皮肤有无红肿、压痛和波动，是否有瘢痕、溃疡和瘘管等。

（2）巴宾斯基征：嘱被检者仰卧，下肢伸直，医师左手握其踝部，右手用钝尖物，沿足底外侧从后向前划至小趾根部，再转向踇趾侧。正常出现足趾向跖面屈曲，称巴宾斯基征阴性。如出现踇趾背伸，其余四趾呈扇形展开，称巴宾斯基征阳性。

2. 演示血压测量、指鼻试验的检查方法。

【参考答案】

（1）血压测量：被检查者安静休息至少5分钟，采取坐位或仰卧位，裸露右上臂，伸直并外展45°，肘部置于与右心房同一水平（坐位平第4肋软骨，仰卧位平腋中线）。让受检者脱下该侧衣袖，露出手臂，将袖带平展地缚于上臂，袖带下缘距肘窝横纹2~3cm，松紧适宜。检查者先于肘窝处触知肱动脉搏动，一手将听诊器体件置于肱动脉上，轻压听诊器体件，另一手执橡皮球，旋紧气囊旋钮向袖带内边充气边听诊，待动脉音消失，再将汞柱升高20~30mmHg，开始缓慢（2~6mmHg/s）放气，听到第一个声音时所示的压力值是收缩压；继续放气，声音消失时血压计上所示的压力值是舒张压（个别声音不消失者，可采用变音值作为舒张压并加以注明）。测压时双眼平视汞柱表面，根据听诊结果读出血压值。间隔1~2分钟重复测量，取两次读数的平均值。测量完毕后将袖带解下、排气，平整地放入血压计盒内，将血压计汞柱向右侧倾斜45°，使管中水银完全进入水银槽后，关闭汞柱开关和血压计。

（2）指鼻试验：被检查者与医师相距0.5cm，嘱被检查者用食指触及医师伸出的食指，再以食指触自己的鼻尖，由慢到快，先睁眼、后闭眼，反复进行，观察被检查者动作是否稳准。

3. 演示对光反射、墨菲征的检查方法。

【参考答案】

（1）对光反射：用手电筒照射瞳孔，观察其前后的反应变化，正常人受照射光刺激后，双侧瞳孔立即缩小，移开照射光后双侧瞳孔随即复原。对光反射分为：①直接对光反射，即电筒光直接照射一侧瞳孔，该侧瞳孔立即缩小，移开光线后瞳孔迅速复原。②间接对光反射，即用手隔开双眼，电筒光照射一侧瞳孔后，另一侧瞳孔也立即缩小，移开光线后瞳孔迅速复原。

（2）墨菲征：正常胆囊不能触及。急性胆囊炎时，胆囊肿大未到肋缘以下，医师将左手掌平放于患者右胸下部，以左手拇指指腹用适度压力钩压右肋缘下腹直肌外缘处，然后嘱患者缓慢深吸气。此时发炎的胆囊下移时碰到用力按压的拇指引起疼痛，患者因疼痛而突然屏气，这一现象称为墨菲征阳性，又称胆囊触痛征。

4. 演示集合反射、双手肝脏触诊的检查方法。

【参考答案】

（1）集合反射：嘱被检查者注视 1m 以外的目标（通常为检查者的食指尖），然后逐渐将目标移至距被检查者眼球约 10cm 处，同时观察双眼瞳孔和眼球变化情况。正常反应是双侧瞳孔逐渐缩小（调节反射）、双眼球向内聚合（集合反射）。

（2）肝脏的双手触诊：检查者用左手掌托住被检者右后腰，左手拇指张开置于右肋缘，右手方法不变。检查肝左叶有无肿大，可在腹正中线上由脐平面开始自下而上进行触诊。如遇腹水患者，可用沉浮触诊法。在腹部某处触及肝下缘后，应自该处起向两侧延伸触诊，以了解整个肝脏和全部肝下缘的情况。

5. 演示心脏左界叩诊、腹壁反射的检查方法。

【参考答案】

（1）心脏左界叩诊：被检者取仰卧位时，检查者立于被检者右侧，左手叩诊板指与肋间平行。被检者取坐位时，宜保持上半身直立姿势，平稳呼吸，检查者面对被检者，左手叩诊板指一般与肋间垂直。从心尖搏动最强点外2~3cm处开始，沿肋间由外向内，叩诊音由清变浊时翻转板指，在板指中点相应的胸壁处用标记笔作一标记。如此自下而上，叩至第二肋间，分别标记。

（2）腹壁反射：嘱被检查者仰卧，两下肢稍屈曲，腹壁放松，医师用钝头竹签分别沿肋缘下（胸髓7~8节）、脐水平（胸髓9~10节）及腹股沟上（胸髓11~12节）的方向，由外向内轻划两侧腹壁皮肤（即上、中、下腹壁反射），正常反应为受刺激部位出现腹肌收缩。

6. 演示咽部及扁桃体、移动性浊音的检查方法。

【参考答案】

(1) 咽部及扁桃体：嘱被检查者头稍向后仰，口张大并拉长发"啊"声，医师用压舌板在舌的前 2/3 与后 1/3 交界处迅速下压舌体，此时软腭上抬，在照明下可见口咽组织，检查时注意咽后壁有无充血、水肿，扁桃体有无肿大。

(2) 移动性浊音：当腹腔内有较多游离液体（在 1000mL 以上）时，如患者仰卧位，液体因重力作用多积聚于腹腔低处，含气的肠管漂浮其上，故叩诊腹中部呈鼓音，腹部两侧呈浊音；检查者自腹中部脐水平面开始向患者左侧叩诊，由鼓音变为浊音时，板指固定不动，嘱患者右侧卧位，再度叩诊，如呈鼓音，表明浊音移动。同样方法向右侧叩诊，叩得浊音后嘱患者左侧卧位，核实浊音是否移动。这种因体位不同而出现浊音区变动的现象，称移动性浊音阳性。

7. 演示阑尾压痛及反跳痛、霍夫曼征的检查方法。

【参考答案】

（1）阑尾压痛及反跳痛：阑尾点又称麦氏点，位于右髂前上棘与脐连线外 1/3 与中 1/3 交界处。触诊时，由浅入深进行按压，如发生疼痛，称为压痛。检查到压痛后，手指稍停片刻，使压痛感趋于稳定，然后将手突然抬起，此时如患者感觉腹痛骤然加剧，并有痛苦表情，称为反跳痛。

（2）霍夫曼征：检查者用左手托住被检者腕部，用右手食指和中指夹持被检者中指，稍向上提，使其腕部处于轻度过伸位，用拇指快速弹刮被检者中指指甲，引起其余四指出现轻度掌屈反应为阳性。

8. 演示鼻窦检查、桡骨骨膜反射的检查方法。

【参考答案】

（1）鼻窦检查：额窦、筛窦、上颌窦和蝶窦，统称鼻窦。检查额窦压痛时，一手固定被检查者枕部，另一手拇指置于眼眶上缘内侧，用力向后上方按压，两侧分别进行；或双手固定于被检查者双侧耳后，双手拇指分别置于两侧眼眶上缘内侧，向后上方按压。检查上颌窦压痛时，双手拇指置于被检查者颧部，其余手指分别置于被检查者的两侧耳后，固定其头部，双拇指向后方按压。检查筛窦压痛时，双手固定于被检查者两侧耳后，双拇指分别置于鼻根部与眼内眦之间，向后方按压。蝶窦因位置较深，不能在体表进行检查。

（2）桡骨骨膜反射：医师左手托住被检查者腕部，并使腕关节自然下垂，右手用叩诊锤轻叩桡骨茎突，正常反应为肱桡肌收缩，屈肘、前臂旋前。反射中枢在颈髓 5～6 节。

9. 演示髌阵挛、甲状腺侧叶后面触诊的检查方法。

【参考答案】

（1）髌阵挛：被检查者取仰卧位，下肢伸直，检查者用拇指与食指持住髌骨上缘，用力向下快速推动数次，保持一定的推力，阳性反应为股四头肌节律性收缩使髌骨上下运动。

（2）甲状腺侧叶后面触诊：一手食、中指施压于一侧甲状软骨，将气管推向对侧，另一手拇指在对侧胸锁乳突肌后缘向前推挤甲状腺，食、中指在其前缘触诊甲状腺，配合吞咽动作，重复检查。用同样方法检查另一侧甲状腺。

10. 演示心脏听诊、浮髌试验的检查方法。

【参考答案】

（1）心脏听诊：被检者多取坐位或仰卧位。听诊位置：①二尖瓣区：位于心尖搏动最强处。②主动脉瓣区：位于胸骨右缘第2肋间，主动脉瓣狭窄时的收缩期杂音在此区最响。③主动脉瓣第二听诊区：位于胸骨左缘第3、4肋间，主动脉瓣关闭不全时的舒张期杂音在此区最响。④肺动脉瓣区：在胸骨左缘第2肋间。⑤三尖瓣区：位于胸骨左缘第4、5肋间处。听诊顺序：从心尖区开始，逆时针方向依次进行，即：二尖瓣区→肺动脉瓣区→主动脉瓣区→主动脉瓣第二听诊区→三尖瓣区。听诊内容：心率、心律、心音、额外心音、心脏杂音、心包摩擦音。

（2）浮髌试验：被检查者取平卧位，下肢伸直放松，检查者左手拇指和其余四指分别固定在患膝关节上方两侧，并加压压迫髌上囊，使关节液集中于髌骨底面，右手拇指和其余四指分别固定在患膝关节下方两侧，用右手食指连续垂直向下按压髌骨数次，压下时有髌骨与关节面的碰触感，松手时有髌骨随手浮起感，即为浮髌试验阳性。见于风湿性关节炎、结核性关节炎等引起的膝关节腔积液。

11. 演示肺下界叩诊、查多克征的检查方法。

【参考答案】

（1）肺下界叩诊：被检者取坐位或仰卧位。在胸部右锁骨中线上，自第 2 肋间隙向下轻叩，由清音变为浊音（常在第 5 肋间隙），再向下叩诊变为实音（常在第 6 肋间隙），在浊音与实音交界处（一般在第 6 肋骨）即为肺下界。同样方法，分别在腋中线、肩胛线上叩出肺下界。两侧肺下界大致相同。平静呼吸时，正常成年人肺下界分别在锁骨中线、腋中线、肩胛线第 6、8、10 肋间。左肺下界叩诊时除在左锁骨中线上变动较大（有胃泡鼓音区）外，其余与右侧叩诊大致相同。

（2）查多克征：检查者用钝尖物，在被检查者足背外侧由后向前划至跖趾关节处，如出现踇趾背伸，其余四趾呈扇形展开，称查多克征阳性。

12. 演示胸膜摩擦感、心包摩擦感的检查方法。

【参考答案】

(1) 胸膜摩擦感：检查者用手掌轻贴胸壁，令被检查者反复做深呼吸，此时若有皮革相互摩擦的感觉，即为胸膜摩擦感，胸膜的任何部位均可出现，但以腋中线第5~7肋间隙最易触到。见于急性胸膜炎。

(2) 心包摩擦感：急性心包炎早期，可在心前区或胸骨左缘第3、4肋间触及收缩期和舒张期双相的粗糙摩擦感，以收缩期、前倾体位和呼气末更明显，若在该部位听诊可闻及心包摩擦音。见于结核性、化脓性心包炎，以及风湿热、尿毒症、急性心肌梗死、系统性红斑狼疮等引起的心包炎。

13. 演示肱三头肌反射、语音震颤的检查方法。

【参考答案】

(1) 肱三头肌反射：医师让检查者半屈肘关节，上臂稍外展，而后用左手托其肘部，右手用叩诊锤直接叩击尺骨鹰嘴突上方的肱三头肌肌腱附着处，正常时肱三头肌收缩，出现前臂伸展，反射中枢为颈髓6~7节。

(2) 语音震颤：检查者将两手掌或手掌尺侧缘平置于患者胸壁的对称部位，嘱其用同样强度重复拉长音发"yi"音，自上而下，从内到外，两手交叉，比较两侧相同部位语颤是否相同，注意有无增强或减弱。

14. 演示听觉语音、耳语音的检查方法。

【参考答案】

（1）听觉语音：嘱被检者按一般的说话音调发"一、二、三"音，检查者在胸壁上用听诊器可听到柔和而模糊的声音，即听觉语音，也称语音共振。听觉语音减弱见于过度衰弱、支气管阻塞、胸腔积液、气胸、胸膜增厚、胸壁水肿、慢性阻塞性肺气肿等。听觉语音增强见于肺实变、肺空洞、压迫性肺不张。

（2）耳语音：被检者用耳语声调发音，在胸壁上听诊，正常在肺泡呼吸音的听诊区域只能听到极微弱的声音，此音为耳语音。耳语音增强见于肺实变、肺空洞及压迫性肺不张。耳语音增强且字音清晰者为胸耳语音，是广泛肺实变的体征。

第二部分　西医操作

考查无菌操作、基本心肺复苏术等常用西医基本操作技能。每份试卷 1 题，每题 10 分，共 10 分。

1. 演示戴无菌手套的操作方法。

【参考答案】

（1）操作前准备：着装符合要求；戴好口罩、帽子；完成外科手消毒；查看无菌手套类型、号码是否合适，以及无菌有效期。

（2）操作步骤与方法：①选取合适的操作空间，确保戴无菌手套过程中不会因手套放置不当或空间不足而发生污染事件。②撕开无菌手套外包装，取出内包装平放在操作台上。③一手捏住两只手套翻折部分，提出手套，适当调整使两只手套拇指相对并对齐。④右手（或左手）手指并拢插入对应的手套内，然后适当张开手指伸入对应的指套内，再用戴好手套的右手（或左手）的 2～5 指插入左手（或右手）手套的翻折部内，用相同的方法将左手（或右手）插入手套内，并使各手指到位。⑤分别将手套翻折部分翻回盖住手术衣袖口。⑥在手术或操作开始前，应将双手举于胸前，严禁碰触任何物品而发生污染事件。

2. 演示胸腰椎损伤搬运的操作方法。

【参考答案】

（1）操作前准备：了解受伤过程，查看现场安全性；评估伤者生命征；准备担架、固定带、颈托等；没有专用搬运器材时可就地取材。

（2）操作步骤与方法

1）搬运前的现场急救处理：①确定有胸腰椎损伤后，应进一步判断有无颅脑损伤、内脏损伤及肢体骨折等，如果发现伤处，应进行恰当的现场处理，再行搬运。②实施现场处理及搬运过程中，如伤者发生心脏呼吸骤停，应停止搬运，立即实施心肺复苏术。

2）胸腰椎损伤的搬运：①在搬动时，尽可能减少不必要的活动，以免引起或加重脊髓损伤。②搬运一般需要由三人或四人共同完成，可求助于现场的成年目击者。进行搬运时一人蹲在伤者的头顶侧，负责托下颌和枕部，并沿脊柱纵轴略加牵引力，使颈部保持中立位，与躯干长轴呈一条直线，其他三人分别蹲在伤者的右侧胸部、右侧腰臀部及右下肢旁，由头侧的搬运者发出口令，四人动作协调一致并保持脊柱平直，将伤者平抬平放至硬质担架（或木板）上。③分别在胸部、腰部及下肢处用固定带将伤者捆绑在硬质担架（或木板）上，保持脊柱伸直位。

3. 演示颈部淋巴结术后换药的操作方法。

【参考答案】

（1）操作前准备：清洗双手，戴好帽子、口罩；核对患者信息等；告知操作目的，取得配合；准备换药物品；特殊伤口可事先查验伤口。

（2）操作步骤与方法：①患者取仰卧位，伤口暴露充分，采光良好。②将一次性换药包打开，并将其他换药物品合理地放置在医用推车上，再一次查验物品是否齐全、能用且够用。③操作开始，先用手取下外层敷料（勿用镊子），再用 1 把镊子取下内层敷料。揭除内层敷料应轻巧，一般应沿伤口长轴方向揭除；若内层敷料粘连在创面上，不可硬揭，可用生理盐水棉球浸湿后稍等片刻再揭去，以免伤及创面引起出血。④双手执镊，右手镊接触伤口，左手镊子保持无菌，从换药碗中夹取无菌物品传递给右手镊子，两镊不可碰触。⑤如为无感染伤口，用 0.75% 碘伏或 2.5% 碘酊消毒，由伤口中心向外侧消毒伤口及周围皮肤，涂擦时沿切口方向单向涂擦，范围半径距切口 3～5cm，连续擦拭 2～3 遍。如用 2.5% 碘酊消毒，待碘酊干后再用 70% 酒精涂擦 2～3 遍脱碘。⑥如为感染伤口，擦拭消毒时应从外周向感染伤口部位处。⑦伤口分泌物较多且创面较深时，先用干棉球及生理盐水棉球清除分泌物，然后按感染伤口方法消毒。⑧消毒完毕，一般创面用消毒凡士林纱布覆盖，污染伤口或易出血伤口根据需要放置引流纱条。⑨用无菌纱布覆盖伤口，覆盖范围应超过伤口边缘 3cm 以上，一般 8～10 层纱布，医用胶带固定，贴胶带的方向应与肢体或躯干长轴垂直。

4. 演示进入感染区穿非一次性隔离衣的操作方法。

【参考答案】

（1）操作前准备：戴好帽子、口罩；确定穿隔离衣的区域，防止隔离衣正面（污染面）碰触其他物品；用眼睛查看隔离衣的大小是否合适（一次性隔离衣选择合适的号码）。

（2）操作步骤与方法：①戴好帽子及口罩，取下手表，卷袖过肘，洗手。②手持衣领取下隔离衣，清洁面（内侧面）朝自己；将衣领两端向外折齐，对齐肩缝，露出袖子内口。③右手持衣领，左手伸入袖内；右手将衣领向上拉，使左手伸出袖口。④换左手持衣领，右手伸入袖内；左手将衣领向上拉，使右手伸出袖口。⑤两手持衣领，由领子中央顺着边缘向后将领子整理好并扣好领扣，再扎好袖口（此时手已污染）。⑥松开收起腰带的活结，将隔离衣一边约在腰部5cm处渐向前拉，直到见边缘，则捏住；同法捏住另一侧边缘，注意手勿触及衣内面。然后双手在背后将边缘对齐，向一侧折叠，将后背完全包裹。一手按住折叠处，另一手将腰带拉至背后压住折叠处，将腰带在背后交叉，绕回到前面系好。

5. 演示外科手消毒的操作方法。

【参考答案】

(1) 操作前准备：着装符合要求（戴好口罩、帽子）；双手及手臂无破损，取下饰品；修剪指甲；查看外科手消毒液能否正常使用。

(2) 操作步骤与方法：①取适量外科手消毒液（约 3mL）于一手的掌心，将另一手指尖在消毒液内浸泡约 5 秒，搓揉双手，然后将消毒液环形涂抹于前臂直至肘上约 10cm 处，确保覆盖到所有皮肤。②以相同方法消毒另一侧手、前臂至肘关节以上 10cm 处。③取外科手消毒液（约 3mL），涂抹双手所有皮肤，按七步洗手法揉搓双手，直至消毒剂干燥。④整个涂抹揉搓过程约 3 分钟。⑤保持手指朝上，将双手悬空举在胸前，待外科手消毒液自行挥发至彻底干燥。

6. 演示口对口人工呼吸的操作方法。

【参考答案】

在患者口部覆盖无菌纱布或一次性屏障消毒面膜（施救者戴着一次性口罩时不需要覆盖无菌纱布，可直接吹气），施救者用左手拇指和食指堵住患者鼻孔，右手固定患者下颏，打开患者口腔，施救者张大口将患者口唇严密包裹住，稍缓慢吹气，吹气时用眼睛的余光观察患者胸廓是否隆起。每次吹气时间不少于 1 秒，吹气量 500～600mL，以胸廓明显起伏为有效。吹气完毕，松开患者鼻孔，使患者的胸廓自然回缩将气体排出，随后立即给予第 2 次吹气。吹气 2 次后立即实施下一周期的心脏按压，交替进行。心脏按压与吹气的比例为 30：2。

7. 演示胸外按压的操作方法。

【参考答案】

①按压部位：胸骨中下 1/3 处（少年儿童及成年男性可直接取两侧乳头连线的中点）。②按压方法：左手掌根部放置在按压点上紧贴患者的胸部皮肤，手指翘起脱离患者胸部皮肤。将右手掌跟重叠在左手掌根背部，手指紧扣向左手的掌心部，上半身稍向前倾，双侧肘关节伸直，双肩连线位于患者的正上方，保持前臂与患者胸骨垂直，用上半身的力量垂直向下用力按压，然后放松使胸廓充分弹起。放松时掌根不脱离患者胸部皮肤，按压与放松的时间比为 1∶1。③按压要求：成人按压时使胸骨下陷 5～6cm，按压频率为 100～120 次/分。连续按压 30 次后给予 2 次人工呼吸。有多位施救者分工实施心肺复苏术时，每 2 分钟或 5 个周期后，可互换角色，保证按压质量。

8. 演示气囊 – 面罩简易呼吸器的使用的操作方法。

【参考答案】

（1）操作前准备：①检查气囊－面罩简易呼吸器各装置是否无破损，单向活瓣工作正常，管道通畅。

（2）操作步骤与方法：①简易呼吸器连接氧气，氧流量 8～10L／min。②嘱患者取去枕仰卧位，清除口腔分泌物，摘除假牙，头后仰打开气道。③施救者站在患者头顶处或头部一侧，一手托起患者下颌，使患者头后仰以打开气道，将面罩尖端向上罩在患者的口鼻部。④一手以"CE"手法固定面罩（C 法——拇指和食指将面罩紧扣于患者口鼻部，固定面罩，保持面罩密闭无漏气。E 法——中指、无名指和小指放在患者下颌角处，向前上托起下颌，保持气道通畅），另一手用拇指与其余四指的对应力挤压简易呼吸器气囊，每次挤压时间大于 1 秒，单次通气量成人为 500～600mL，频率为 12～16 次／分，按压和放松气囊的时间比为 1∶（1.5～2）。

第三部分　西医临床答辩（含辅助检查结果判读分析）

一、西医临床答辩

考查西医相关疾病的病因、症状、体征、诊断、治疗等方面的内容。本类考题与辅助检查结果判读分析考题 2 选 1 抽题作答，每份试卷 1 题，每题 5 分，共 5 分。

1. 叙述肾病综合征的诊断要点。

【参考答案】

①大量蛋白尿（＞3.5g/d）；②低蛋白血症（血浆白蛋白≤30g/L）；③明显水肿；④高脂血症。其中，"大量蛋白尿"和"低蛋白血症"为诊断 NS 的必备条件。

2. 叙述慢性肺源性心脏病急性加重期的治疗。

【参考答案】

①控制感染。②氧疗。③控制心力衰竭：利尿药（氢氯噻嗪＋螺内酯）、正性肌力药（西地兰）、血管扩张药（钙拮抗剂、一氧化氮等）。④控制心律失常。⑤抗凝治疗。⑥治疗并发症：肺性脑病、消化道出血、休克、肾衰竭等。

3. 叙述急性胰腺炎的诊断依据。

【参考答案】

有胆石症、大量饮酒或暴饮暴食等病史及典型的临床表现，如上腹痛或恶心呕吐，伴有上腹部压痛或腹膜刺激征；血清、尿液或腹腔穿刺液有淀粉酶含量增加；超声等显示有胰腺炎症或手术所见胰腺炎病变。能除外其他类似临床表现的病变。

4. 叙述高血压危象的临床表现。

【参考答案】

由于交感神经活动亢进，在高血压病程中可发生短暂收缩压急剧升高（达 260mmHg），也可伴舒张压升高（120mmHg 以上），同时出现剧烈头痛、心悸、气急、烦躁、恶心、呕吐、面色苍白或潮红、视力模糊等。控制血压后可迅速好转，但易复发。

5. 叙述消化性溃疡的临床表现。

【参考答案】

（1）症状：周期性、规律性上腹痛。性质多为灼痛，或钝痛、胀痛、剧痛和（或）饥饿样不适感。多位于上腹，可偏左或偏右。十二指肠溃疡患者空腹痛和（或）午夜痛，腹痛多于进食或服用抗酸药后缓解；胃溃疡患者也可发生规律性疼痛，但多为餐后痛，偶有夜间痛。

（2）体征：溃疡活动时上腹部可有局限性压痛，缓解期无明显体征。

（3）特殊类型的消化性溃疡：①复合性溃疡；②幽门管溃疡；③球后溃疡；④巨大溃疡；⑤老年人消化性溃疡；⑥无症状性溃疡。

二、辅助检查结果判读分析

◆心电图

考查西医诊断学中心电图内容（看图作答）。本类考题与西医临床答辩考题 2 选 1 抽题作答，每份试卷 1 题，每题 5 分，共 5 分。

1. 患者，女，47 岁。心悸，胸闷 3 天。心电图表现如下，请做出诊断。

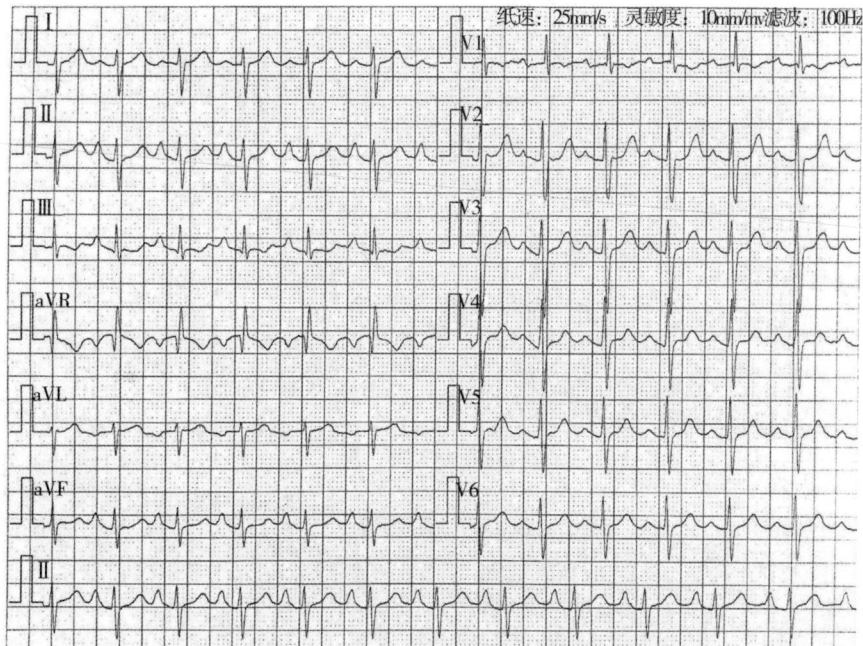

【参考答案】

右心室肥大。

2. 患者，女，55 岁。急性胸痛 6 小时。心电图表现如下，请做出诊断。

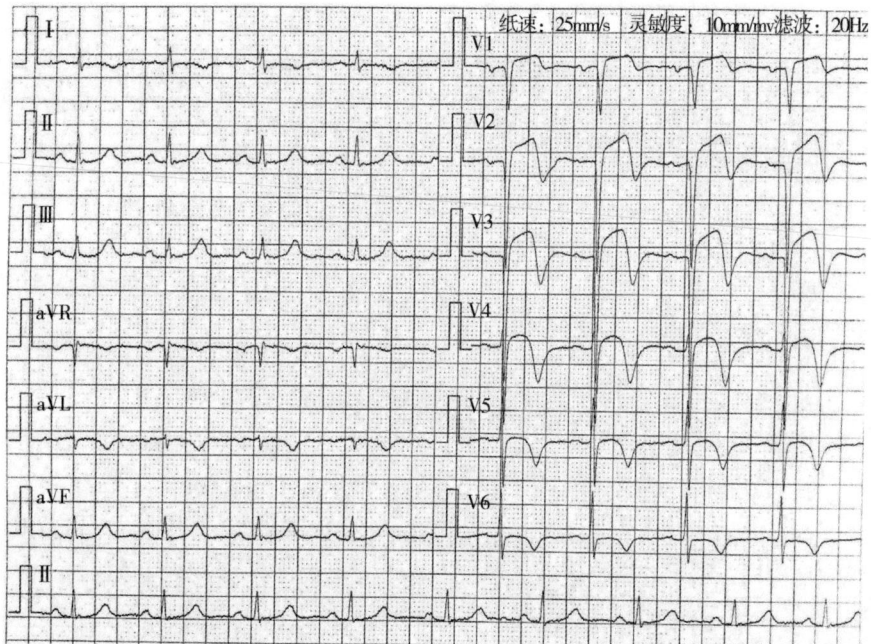

纸速：25mm/s　灵敏度：10mm/mv　滤波：20Hz

【参考答案】

急性前壁心肌梗死。

3. 患者，男，28岁。心悸反复发作1年，加重3天。心电图表现如下，请做出诊断。

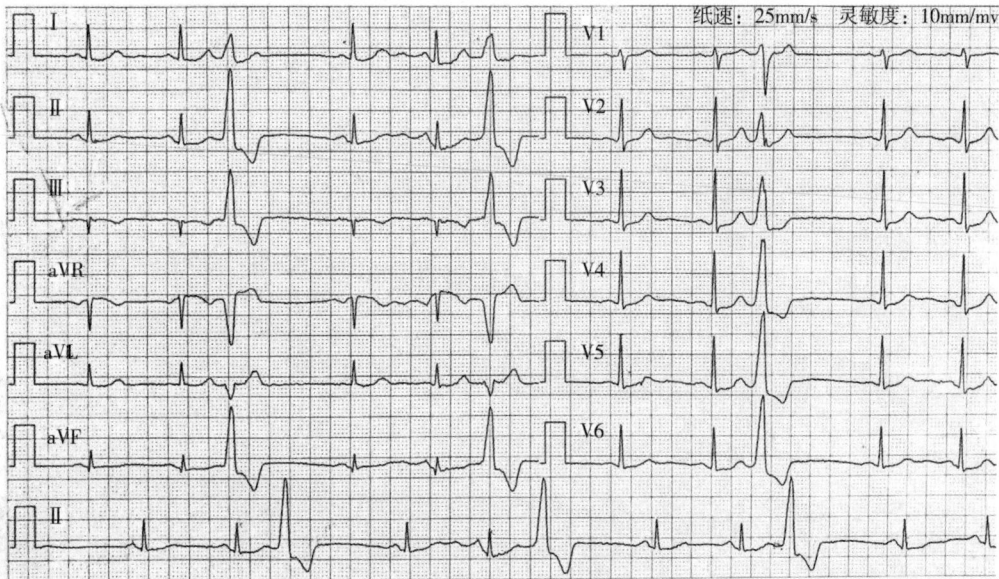

纸速：25mm/s　灵敏度：10mm/mv

【参考答案】
室性过早搏动。

4. 患者，女，30 岁。心悸、乏力 3 天。心电图表现如下，请做出诊断。

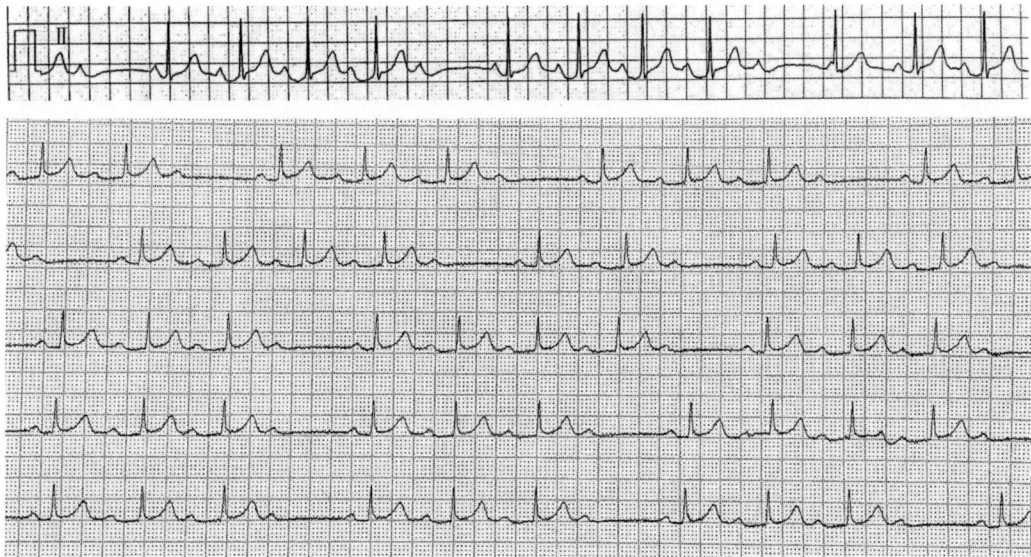

【参考答案】

二度Ⅰ型房室传导阻滞。

5. 患者，女，55 岁。心悸、胸闷 2 天。心电图表现如下，请做出诊断。

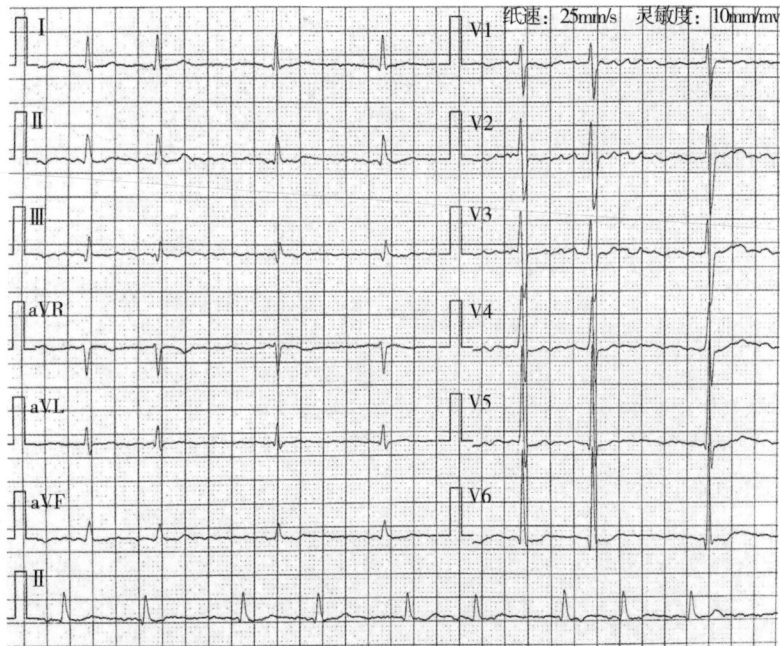

纸速：25mm/s 灵敏度：10mm/mv

【参考答案】

心房颤动。

◆普通 X 线片

考查西医诊断学中影像学内容（看图作答）。本类考题与西医临床答辩考题 2 选 1 抽题作答，每份试卷 1 题，每题 5 分，共 5 分。

1. 患者，男，45 岁。腹痛、腹胀 3 天，停止排便。X 线表现如下，请做出诊断。

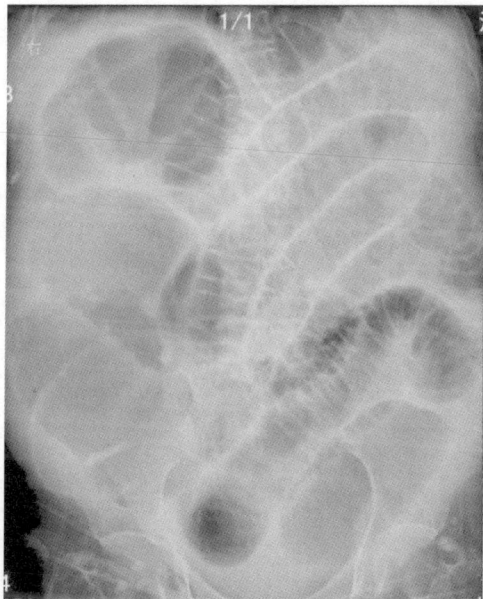

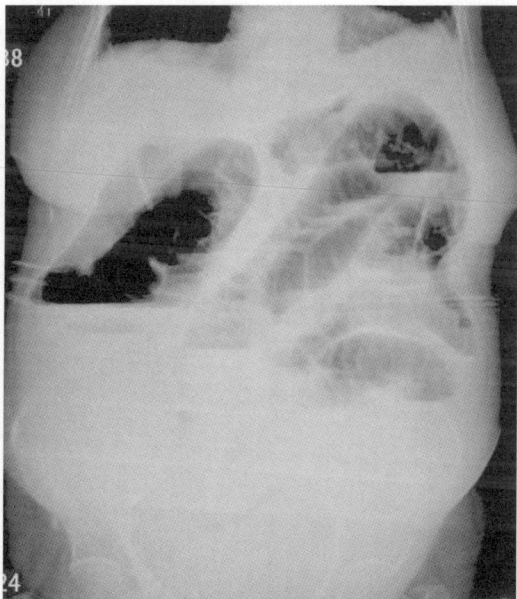

【参考答案】
单纯性肠梗阻。

2. 患者，男，69 岁。吸烟史 25 年。刺激性咳嗽、痰中带血 1 个月。X 线表现如下，请做出诊断。

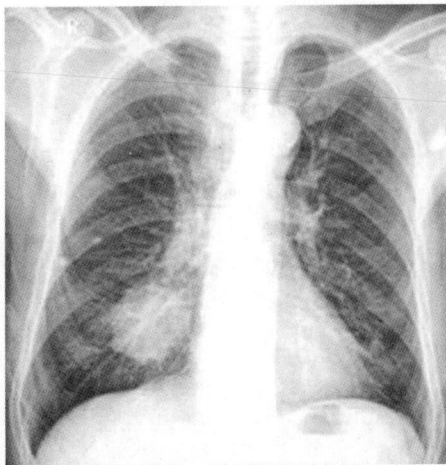

【参考答案】
右下肺周围型肺癌。

3. 患者，男，24 岁。胸闷、气短伴咳嗽 5 小时。X 线表现如下，请做出诊断。

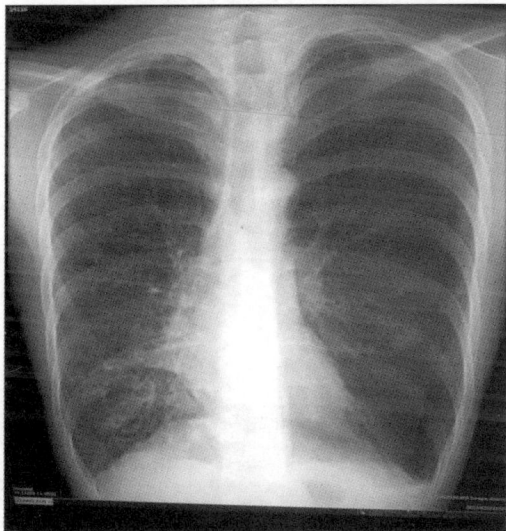

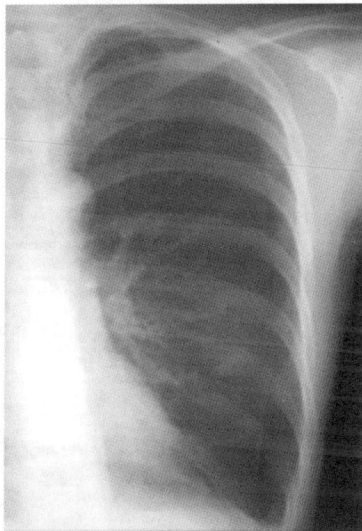

【参考答案】

左侧气胸。

4. 患者，男，34 岁。车祸受伤 1 小时。X 线表现如下，请做出诊断。

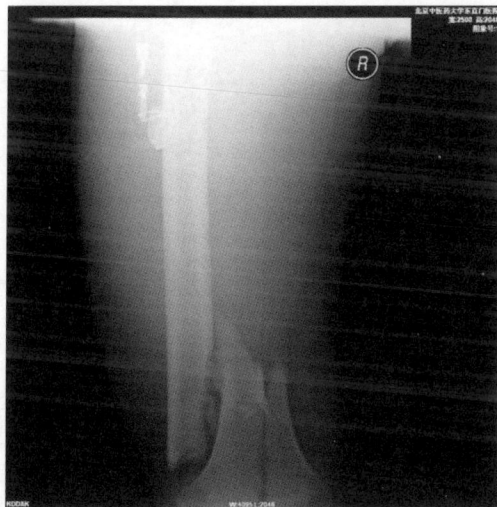

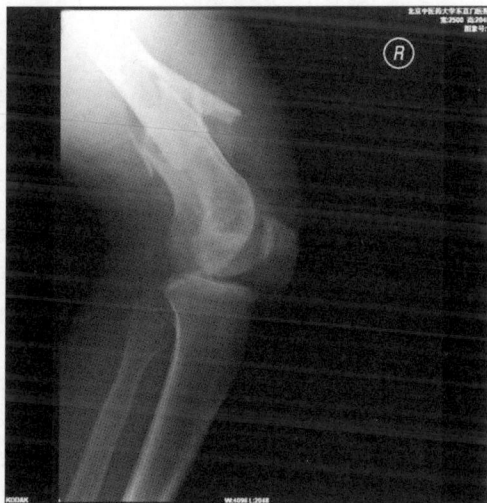

【参考答案】

右股骨远端骨折。

5. 患者，女，42 岁。周期性、节律性上腹部疼痛 5 天。X 线表现如下，请做出诊断。

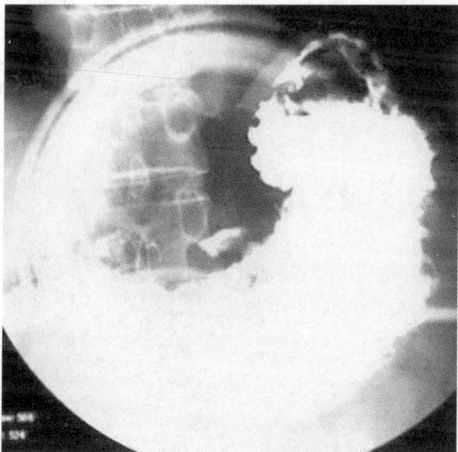

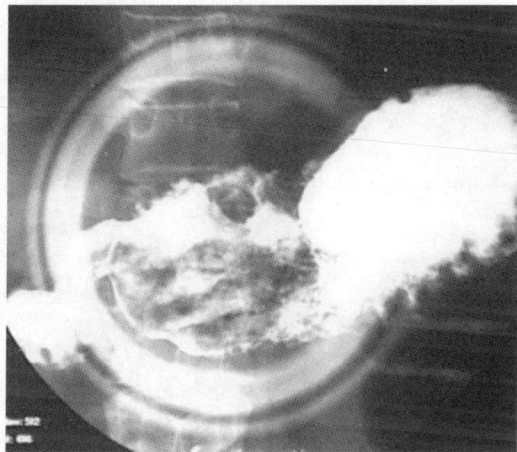

【参考答案】
胃溃疡。

◆**CT 影像诊断**

考查西医诊断学中 CT 影像诊断的内容（看图作答）。本类考题与西医临床答辩考题 2 选 1 抽题作答，每份试卷 1 题，每题 5 分，共 5 分。

第三站　第三部分

1. 患者，男，55 岁。上腹痛半天。查体：上腹部压痛。CT 表现如下，请做出诊断。

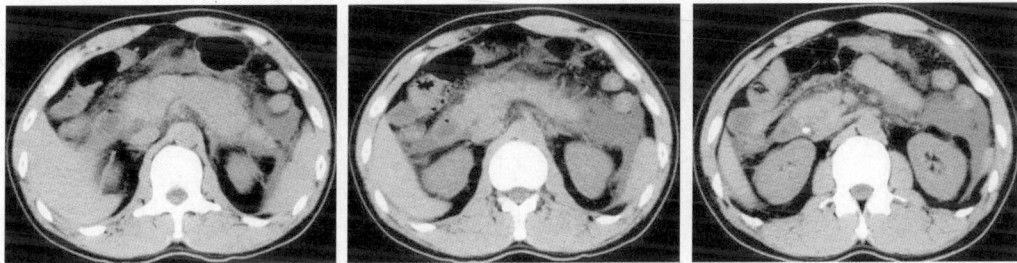

【参考答案】

急性胰腺炎。

2. 患者，男，28岁。头外伤后昏迷4小时。CT表现如下，请做出诊断。

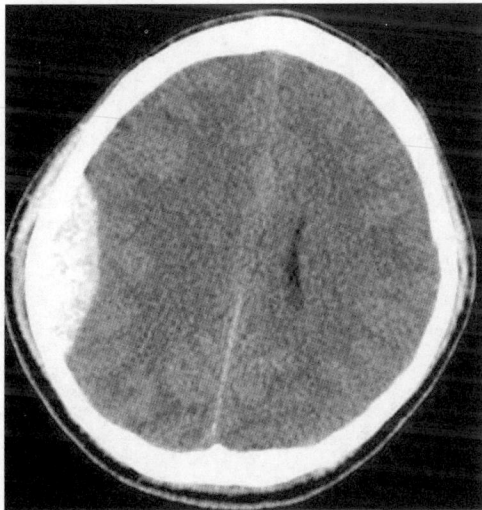

【参考答案】

急性硬膜外血肿。

3. 患者，男，49 岁。左侧肢体偏瘫 4 小时，曾有高血压病史 9 年。CT 表现如下，请做出诊断。

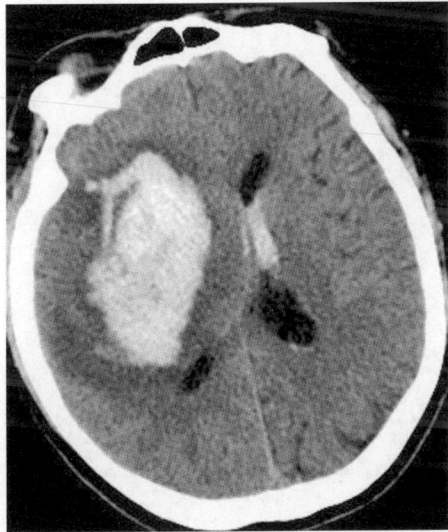

【参考答案】

脑出血。

◆实验室检查

考查西医诊断学中实验室检查内容。本类考题与西医临床答辩考题 2 选 1 抽题作答，每份试卷 1 题，每题 5 分，共 5 分。

1. 患者男性，30 岁。ESR 25mm/h。分析其临床意义。

【参考答案】

成年男性 ESR 的参考值为 $0 \sim 15\text{mm/h}$。因此，ESR 25mm/h 提示 ESR 升高。见于：①各种炎症，如细菌性急性炎症、风湿热和结核病活动期；②损伤及坏死，如急性心肌梗死、严重创伤、骨折等；③恶性肿瘤；④各种原因导致的高球蛋白血症，如多发性骨髓瘤、感染性心内膜炎、系统性红斑狼疮、肾炎、肝硬化等；⑤贫血。

2. 患者男性，28 岁。红细胞计数 $2.8 \times 10^{12}/L$。分析其临床意义。

【参考答案】

男性红细胞计数的参考值为（4.0～5.5）×10^{12}/L。因此，2.8×10^{12}/L提示红细胞计数减少，见于贫血。贫血可分为三类：①红细胞生成减少，见于造血原料不足（如缺铁性贫血、巨幼细胞贫血），造血功能障碍（如再生障碍性贫血、白血病等），慢性系统性疾病（慢性感染、恶性肿瘤、慢性肾病等）；②红细胞破坏过多，见于各种溶血性贫血；③失血，如各种失血性贫血。

3. 分析甲胎蛋白升高的临床意义。

【参考答案】

甲胎蛋白（AFP）升高见于：①原发性肝癌。AFP 是目前诊断原发性肝细胞癌最特异的标志物，50％患者 AFP > 300μg/L，但也有部分患者 AFP 不增高或增高不明显。②病毒性肝炎、肝硬化。③妊娠。④其他：生殖腺胚胎性肿瘤、胃癌、胰腺癌等。

4. 患者男性，30 岁。血清总钙 3.0mmol/L。分析其临床意义。

【参考答案】

成人血清总钙的参考值为 2.08 ~ 2.60mmol/L。血清总钙 3.0mmol/L 提示血清钙升高，可见于甲状腺功能亢进、维生素 D 过多症、多发性骨髓瘤、结节病引起肠道过量吸收钙而使血钙增加。